RAPPORT

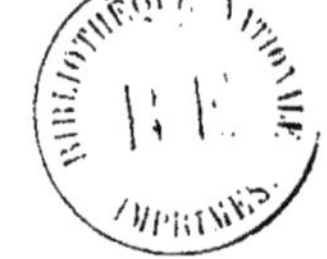

SUR

LES EAUX MINÉRALES DU CAUCASE

RAPPORT

SUR

LES EAUX MINÉRALES DU CAUCASE

PAR

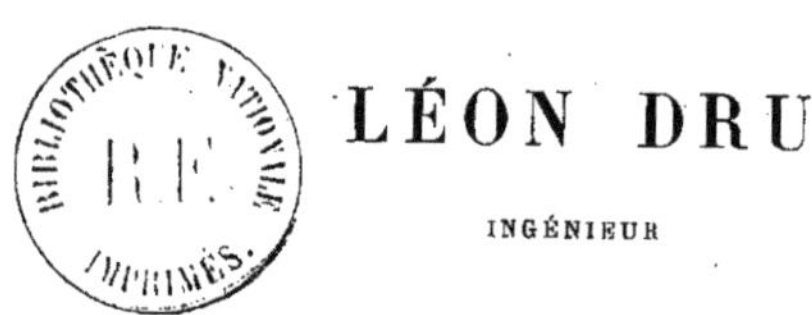

LÉON DRU

INGÉNIEUR

MISSION DE 1882

PARIS

TYPOGRAPHIE GEORGES CHAMEROT

19, RUE DES SAINTS-PÈRES, 19

1884

Avant de commencer ce rapport, je remplis un agréable devoir en exprimant ma reconnaissance aux personnes qui m'ont prêté leur concours dans la mission que j'ai reçue du Gouvernement Impérial de Russie. Si la tâche que j'avais à remplir offrait quelques difficultés à cause des nombreux détails qu'elle comportait, elle m'a été singulièrement facilitée par l'obligeance que l'on m'a témoignée.

Je tiens à remercier tout particulièrement Son Excellence le général Svistounoff, aide de camp général de Sa Majesté, l'organisateur de la mission : son caractère droit et conciliant, sa façon si méthodique et si correcte de traiter toutes les questions, ont puissamment contribué aux résultats que nous avons obtenus. J'exprime également la satisfaction complète que j'ai éprouvée de mes rapports avec M. l'Ingénieur en chef des mines Walberg, qui a bien voulu accepter la surveillance des sondages d'Essentouky; MM. Jarintzoff et Nezlobinski, ingénieurs, M. Fahmine, directeur du laboratoire chimique de Piatigorsk, dont le concours dévoué a toujours été acquis aux projets d'amélioration des eaux minérales du Caucase.

En dehors de l'administration de la Couronne, j'adresse aussi mes sincères remerciements à M. André de Baykoff, l'actif et habile directeur des stations thermales, et au savant docteur Miloutine, pour les documents qu'ils ont toujours mis gracieusement à ma disposition.

LÉON DRU.

Mars 1883.

RAPPORT

SUR

LES EAUX MINÉRALES DU CAUCASE

AVANT-PROPOS

Le présent mémoire résume les observations que j'ai faites au Caucase sur plusieurs groupes [1] de sources d'eaux minérales, pendant la mission qui m'a été confiée en 1882 par le gouvernement impérial de Russie. Il comprend l'examen des stations de Piatigorsk, d'Essentouky, de Geleznovodsk et de Kislovodsk, tant au point de vue de la genèse de ces sources qu'à celui de leur aménagement et de leur exploitation.

Pour donner une forme méthodique à ce rapport, je l'ai divisé en quatre chapitres principaux correspondant à ces différentes localités, et précédés d'un aperçu général sur la géologie de la région. Chacun des chapitres renferme une étude stratigraphique, accompagnée de diagrammes, démontrant le rôle que jouent les formations dans la circulation souterraine des eaux, la description des sources, leurs conditions d'émergence, enfin le système d'installation et de captage qui peut leur être favorablement appliqué.

Dans mes nombreuses excursions autour de ces stations balnéaires, je me suis attaché à déterminer avec le plus d'exactitude possible la nature des terrains, leur superposition, la direction des failles et des brisures, en un mot tous les accidents qui peuvent concourir à expliquer l'origine des eaux et leur apparition à la surface du sol. Cela m'a paru d'autant plus nécessaire, que parmi les diverses théories qui avaient été émises sur ce sujet, plusieurs ne me semblaient pas s'appuyer sur des constatations géologiques bien rigoureuses. Tel était le cas,

1. *Le mot groupe sera quelquefois employé pour désigner la station balnéaire : c'est une appellation en usage dans ces localités.*

par exemple, pour le contact des formations tertiaire et crétacée, à Piatigorsk, et le mode d'émission des eaux alcalines d'Essentouky. Ma pensée n'est pas ici de vouloir formuler une critique, et encore moins d'exposer des théories nouvelles devant résoudre définitivement ces questions si controversées; je n'ai d'autre désir que de mettre en lumière des faits que j'ai vérifiés, et qui devront par leur évidence resserrer les limites de la discussion.

Aperçu général sur la géologie de la région. — Quand on parcourt les vastes plaines qui s'étendent du Volga au Don, et du Kouban aux premiers versants de la chaîne caucasique, on est frappé de l'uniformité qu'elles présentent : c'est un immense steppe avec quelques éminences qui en rompent à peine la monotonie, et dont la disposition orographique, comparée à celle du Caucase proprement dit, indique que la contrée n'a pas participé aux grands mouvements du sol qui ont affecté la région montagneuse voisine.

Cette régularité dans l'aspect du pays n'est troublée que vers Stavropol, et elle commence à disparaître à cent vingt verstes[1] environ de cette localité, quand on se rapproche de Piatigorsk. Le contraste est d'autant plus frappant que l'on quitte un pays peu accidenté pour se trouver subitement en présence d'une série de montagnes, sortes de dykes isolés inscrits dans un cercle de quinze à vingt verstes de rayon, avec des altitudes comprises entre 180 et 600 sagènes au-dessus du niveau de la mer Noire. La vue se repose agréablement sur un horizon nouveau dont la ligne est énergiquement accentuée par ces reliefs imposants couverts d'une végétation inconnue aux steppes du Kouban. Ce pays est le centre des stations thermales si renommées du versant Nord du Caucase; en effet, il offre sur un espace relativement restreint, les variétés les plus nombreuses d'émanations hydrominérales : telles sont les sources sulfureuses alcalines de Piatigorsk à thermalité élevée; celles bicarbonatées alcalino-ferrugineuses thermales de Geleznovodsk; les sources bicarbonatées alcalines et alcalino-sulfureuses froides d'Essentouky, celle bicarbonatée ferrugineuse froide de Kislovodsk, etc.

Une réunion de sources si différentes a naturellement donné lieu à la création d'établissements balnéaires actuellement exploités, mais que les progrès de la science médicale appellent à une réorganisation presque complète. Depuis long-

1.

Mesures russes.	Mesures métriques équivalentes.
Verste (500 sagènes)	$1067^{m}.000$
Sagène	2 .133
Archine ($\frac{1}{3}$ de sagène)	0 .711
Verschock ($\frac{1}{16}$ d'archine)	0 .044
Pied anglais	0 .305
Pouce anglais	0 .027
Sagène carrée	$4^{m^2}.549$
Sagène cubique	$9^{m^3}.703$
Védro	$12^{lit}.000$

temps déjà cette transformation a été entrevue par le gouvernement impérial, qui a donné le concours le plus généreux à leur exploitation; elle a été également aidée par des hommes compétents, dévoués à la prospérité du Caucase, et qui ont reconnu dans ces richesses naturelles les éléments les plus favorables au développement du pays. Toutefois, elle ne peut se continuer sans un examen approfondi des applications médicales que l'on peut faire de ces eaux et une recherche attentive de leurs conditions de gisement et d'écoulement.

Si une étude de ce genre peut offrir un réel attrait, c'est bien dans les localités qui viennent d'être désignées : on y retrouve les exemples les plus variés des phénomènes de soulèvement et d'éruption qui ont créé un passage aux sources thermales. Leur apparition à la surface du sol est contemporaine de celle des roches éruptives; elle a correspondu à une série d'oscillations terrestres qui, en déplaçant les points d'émergence, ont modifié la composition chimique des eaux : de là une variété de dépôts laissés par ces sources à des altitudes diverses et dont l'aspect est différent, quoiqu'ils aient une origine commune. L'activité éruptive qui s'est produite pendant la période tertiaire, et dont le pliocène a vu l'apogée, a été la cause majeure de ces nombreux mouvements : des roches se sont fait jour à travers les masses profondes du versant caucasique et ont formé la plupart des reliefs actuels du steppe de Piatigorsk. Du sommet des monts Machouka et Youtza, j'ai pu tracer deux vues générales qui reproduisent une partie de ces accidents géologiques remarquables (pl. n° 3).

En consultant la coupe n° 1 de la vallée de Lachkamould au mont Verbloud (pl. n°s 1 et 2), on voit dans les environs de Piatigorsk ces dykes traverser le assises stratifiées des systèmes jurassique, crétacé et éocène, qu'ils ont soulevées et ondulées. La régularité de superposition qu'affectent les formations supérieures, d'où émergent actuellement les sources, a permis de saisir leur coordination et de les suivre sur de grandes étendues (pl. n° 2).

Les terrains qui constituent la géologie de cette contrée, pris dans leur ensemble, se réduisent aux termes suivants :

1° Les terrains éruptifs tels que les microgranulites et les porphyres pétrosiliceux, qui par leur facies paraissent se grouper autour des roches anciennes, mais qui sont contemporaines de l'époque tertiaire;

2° Les formations sédimentaires appartenant aux groupes secondaire et tertiaire;

3° Les terrains plus récents, tels que les alluvions anciennes des steppes, des thalwegs, et les dépôts laissés par les sources thermales.

Roches éruptives. — C'est à l'époque tertiaire que prennent place les éruptions du steppe de Piatigorsk; dans une note publiée en 1875 on a voulu les relier à celles du massif de l'Elbrous, et le mont Youtza a été signalé comme le premier évent d'une coulée partie de ce grand centre d'éruption, qui se serait ensuite dirigée au N.-N.-E. pour aboutir au mont Kouma (Koum-Gora)[1]. Ce serait, je crois, trop restreindre le champ et la durée de ces émanations que d'établir entre elles une telle solidarité : il est nécessaire de les séparer, puisqu'elles marquent des étapes dans ces produits d'origine interne. Du reste la différence qui existe entre ces roches éruptives ne permet pas de confondre les influences qu'elles ont pu exercer sur la genèse des eaux minérales du Caucase ; on ne peut établir entre elles qu'un synchronisme et non les assimiler dans leurs actions réciproques à celles produites par le massif de l'Elbrous, composé spécialement d'andésite.

L'expansion des microgranulites se montre donc dans le steppe de Piatigorsk comme un ensemble indépendant, éloigné de plus de quatre-vingts verstes de l'Elbrous, et l'examen de la carte (pl. n° 1) annexée à ce rapport met en évidence la distinction qu'il convient d'établir. Le mont Bechtaou en est le témoin le plus important et se distingue par son altitude (+ 656$^{sag.}$,15) des dykes moins élevés qui l'entourent : ceux-ci sont désignés sous les noms de montagnes de Fer, du Lion, des Serpents, des Sangliers; monts Chameau, Kouma, Djoutza, etc. D'autres sommets, contemporains des mêmes accidents géologiques, ne sont formés que de couches crétacées et tertiaires : ce sont les monts Chauve, Machouka et la Colline d'Or.

L'analyse faite à l'aide du microscope polarisant à lumière parallèle permet de classer parmi les microgranulites les roches du Bechtaou et des dykes avoisinants, les plus anciennes de la période tertiaire, et même d'établir leur ordre chronologique.

Après une longue interruption qui a correspondu aux dépôts des sédiments jurassiques et crétacés, le réveil de l'activité éruptive du globe s'est manifesté de nouveau, pendant la période tertiaire, avec des roches analogues aux microgranulites anciennes qui apparurent antérieurement dans les terrains carbonifères. Elles ont en effet une composition minéralogique et une structure similaires, mais avec certaines particularités qui les distinguent nettement de celles-ci, telles que l'aspect craquelé, effrité de l'orthose (sanidine), l'éclat vitreux et les inclusions également vitreuses qui n'existent pas dans les mêmes roches anciennes.

Les microgranulites n'étaient connues jusqu'à présent qu'en des points très-éloignés, et sur des espaces assez limités : en Hongrie, district de Schemnitz, en France, au milieu des montagnes des Maures et de l'Estérel, ainsi que dans les îles Galita (ou Djalta), près du littoral tunisien. Il est curieux de les retrouver au Caucase, accompagnées de sources thermo-minérales qui font de Piatigorsk une région typique de ces émanations souterraines. L'intérêt particulier qu'offrent encore ces analyses est celui de mieux définir la genèse des eaux minérales. On a cherché

1. *Mémoire sur la genèse des Eaux minérales du Caucase,* Jules François, Paris, 1875.

COMPOSITION MINÉRALOGIQUE DE QUELQUES ROCHES DE LA RÉGION DU BECHTAOU

Examen au microscope polarisant à lumière parallèle[1].

	MONT BECHTAOU	KOUM-GORA (MONT KOUMA)	GELEZNAIA-GORA (MONTAGNE DE FER)	GOBI[2]
	MICROGRANULITE A PYROXÈNE	MICROGRANULITE A MICA NOIR	PORPHYRE PÉTROSILICEUX	BRÈCHE PORPHYRIQUE A *GLOBIGÉRINES*
I ÉLÉMENTS ANCIENS DE PREMIÈRE CONSOLIDATION.	Orthose (sanidine), avec inclusions vitreuses. Oligoclase. Quartz bipyramidé. Pyroxène vert. Magnétite.	Orthose (sanidine), à clivages fins. Oligoclase, très-rare. Mica noir. Pyroxène vert. Magnétite.	Orthose vitreux (sanidine), en grands cristaux finement clivés, simples ou mâclés. Oligoclase, en petits cristaux brisés englobés dans l'orthose, très-rare. Pyroxène vert, très-altéré.	Orthose. Oligoclase. Pyroxène vert. Amphibole. Fer oxydulé.
ÉLÉMENTS ACCESSOIRES.	Sphène. Zircon.	Sphène. Zircon.	Magnétite, transformée en hématite et en limonite. Sphène. Apatite, abondante.	Géodes de calcite et de zéolithe.
II ÉLÉMENTS DE SECONDE CONSOLIDATION.	Quartz granulitique. Orthose, en cristaux raccourcis.	Quartz granulitique, à contours sinueux, très-abondant. Orthose, en cristaux très-raccourcis, mal terminés, peu distincts.	Les éléments précédents sont cimentés par une pâte pétrosiliceuse dans laquelle se sont développés de nombreux microlithes d'orthose, étroits et raccourcis avec du quartz granulitique en traînées étirées.	Pâte porphyrique contenant des microlithes d'augite allongés, des microlithes de feldspath très-fins, non mâclés, et renfermant des *globigérines* (foraminifères d'âge tertiaire) imprégnées d'opale.

1. Ces analyses ont été faites par M. Velain, maître de conférences à la Sorbonne.
2. Station de poste, sur la route de Vladikavkas à Tiflis.

également à rattacher directement l'ensemble de tous ces phénomènes éruptifs à ceux des Pyrénées ; mais leur coexistence ne peut être affirmée qu'avec leurs congénères des massifs montagneux de l'Estérel, de la Hongrie et des îles Galita.

Les échantillons de microgranulites qui ont été soumis à l'examen du microscope polarisant peuvent se séparer par quelques caractères spéciaux (pl. n° 4). Ceux du Bechtaou, qui contiennent des cristaux de quartz bipyramidé, auraient apparu les premiers; les autres, représentés par les roches du Koum-Gora et de Geleznovodsk, ne seraient venus qu'après cette première émission : le quartz s'y rencontre à l'état globulaire avec une pâte porphyrique. Ce dernier état, très-accusé dans la microgranulite de la montagne de Fer (Geleznaïa-Gora), en ferait une roche plus récente encore que celle du mont Kouma et la rapprocherait des véritables porphyres ; le fer oxydulé y est aussi plus abondant, et c'est à sa présence qu'il faut attribuer la forte proportion de sels ferreux contenue dans les eaux minérales de Geleznovodsk. On constate également parmi ces dernières variétés un plus grand développement de silice hydratée et d'opale.

Les mêmes analyses faites sur un fragment de microgranulite que j'ai rapporté de Gobi, station de poste située entre le mont Kasbek et Tiflis, ont révélé l'existence de *globigérines* qui ont été évidemment arrachées aux parois de la roche encaissante. Ces foraminifères sont communs dans les terrains tertiaires, principalement ceux de l'Italie et de l'Autriche ; ils confirmeraient ainsi l'âge de ces éruptions. Quoique la composition de cette roche soit à peu près identique aux précédentes, je l'ai fait figurer dans le tableau avec celles du Bechtaou et de Geleznovodsk, à cause du fait particulier qu'elle présente d'inclusions de foraminifères.

Groupe secondaire. — Les terrains secondaires (pl. n° 2) dont j'ai pu reconnaître la structure aux environs de Kislovodsk, d'Essentouky et de Piatigorsk appartiennent aux assises du gault et de la craie supérieure. Les couches néocomiennes de Kislovodsk sont les premières qui paraissent avoir un lien commun avec le régime des eaux minéralisées ; on les voit sous l'aspect de calcaires dolomitiques jaunâtres, très-durs, contenant de nombreuses *Nérinées,* et traversés par de larges fissures qui livrent passage à de véritables sources vauclusiennes, comme celle du moulin de la Berezovaïa. Quelques bancs, composés d'un calcaire oolithique jaunâtre ou gris, sont perforés et se montrent avec de nombreux fossiles. Quoique la roche émissaire de la source Narzan ne soit pas visible, il est certain qu'elle appartient à ces calcaires dolomitiques que l'on retrouve près de son émergence dans les berges de la rivière Olkovka (pl. n° 49 — 1). Au même endroit, les couches néocomiennes se continuent par différentes assises de marnes noirâtres et micacées, avec rognons et plaquettes de grès calcaires : elles sont caractérisées par l'*Ostrea Couloni* (d'Orb.), les *Terebratula Sella* (Sow), *Prælonga* (Sow), et d'autres fossiles du genre *Panopæa* (2).

Puis sur ces marnes s'élève, au-dessus de l'établissement, un premier contrefort appelé montagne de la Croix, également composé de calcaires gréseux, jaunes ou rougeâtres, avec sables intercalés (3). Un banc renfermant l'*Ostrea Couloni* (d'Orb.) le termine à 34 sagènes au-dessus de l'Olkovka, et constitue pour la région un excellent repère du néocomien supérieur (4). Le plateau de la Croix est peu étendu et la pente opposée redescend vers l'ouest avec des ondulations formées au milieu de sables et de grès rouges ferrugineux que leur position désigne comme l'équivalent des argiles, marnes et sables bigarrés inférieurs au gault, et qui doivent limiter à cet horizon le néocomien supérieur (5).

L'aptien existe dans la série inférieure du terrain crétacé de cette région : MM. Abich et Favre y ont signalé la présence de nombreux fossiles et principalement de l'*Ostrea Aquila* (Brong.). Je ne puis en tracer exactement le niveau dans la coupe (pl. n° 49), mais il me paraît indiqué à la suite des couches rouges, sous les prairies herbeuses (6) qui conduisent au deuxième escarpement si connu dans le pays par les grottes et les cavités que les agents atmosphériques y ont creusées (7).

Ces accidents naturels offrent un aspect des plus pittoresques au voyageur qui aperçoit en arrivant à Kislovodsk la montagne du Coltzo dont la crête est formée par des grès durs passant brusquement à un grès grisâtre, friable, puis à une couche de sables légèrement agglutinés. Des vents intenses ont créé, à l'aide de la pluie, de grandes excavations dans la masse sableuse de 5 à 7 sagènes d'épaisseur que recouvrent les grès plus durs du sommet (8). Quand ceux-ci sont en saillie sur un promontoire, la roche, étant plus exposée aux actions destructives des ouragans, se trouve perforée, et si quelques fragments importants sont détachés du massif principal, ils prennent l'aspect tantôt de piliers dont les joints seraient fouillés profondément, tantôt de blocs isolés de forme bizarre et tellement rétrécis à la base qu'ils semblent se tenir en équilibre instable. On rencontre là les exemples les plus intéressants des influences de la dynamique terrestre externe par les phénomènes d'érosion et de transports atmosphériques. Un dépôt éolien, produit direct de la dégradation de ces roches, se rencontre sur les pentes qu'elles dominent.

C'est par erreur qu'on a voulu attribuer à la présence d'effluves et d'émanations salines la formation des grottes à arceaux et des trous circulaires du gault à Kislovodsk[1] : dans ce cas, les influences météoriques paraissent seules en cause et ne peuvent être contestées. Les émanations salines et leurs traces sont nombreuses dans le groupe des eaux minérales du Caucase; mais il convient de les localiser dans les assises supérieures du crétacé et principalement dans le terrain tertiaire.

1. *Mémoire sur la genèse des Eaux minérales du Caucase.*

La suite des couches se continue jusqu'à la falaise crétacée par une succession de sables et de grès verts glaucaunieux qui plongent au N.-O. sous une inclinaison moyenne de 12 degrés et dans lesquels domine l'élément calcaire. Les fossiles sont répartis abondamment dans tout l'ensemble de ce terrain; quelques bancs, comme ceux du sommet de l'étage, près des argiles sont pétris de *Tethys major* (Sow) et *minor* (Sow) (9). Les espèces de la partie moyenne sont : la *Gervillia Alpina* (Pictet), l'*Ammonites Milletianus* (d'Orb.) et *Cornelianus* (d'Orb.), la *Rostellaria Ebrayi* (de Lor.), la *Natica Ervyna* (de Lor.) et diverses variétés d'*Astarte*, de *Tellina*, de *Venus*, etc. (10). Puis viennent les argiles noires sur lesquelles coulent de nombreuses sources, ce qui constitue encore à cette altitude un horizon facile à reconnaître (11). Au-dessus de ces argiles, on retrouve les mêmes *Ammonites* que dans l'assise précédente, la *Trigonia Aliformis* (Park), la *Panopæa Rhodani* (Pictet et Roux), et la *Rostellaria Parkinsoni* (Sow), puis de nombreux *Pectunculus* et *Cardium* (12).

A la cote + 575 sagènes environ, des grès calcaires glaucaunieux accusent dans la coupe le point culminant qui précède la craie (13). Ils contiennent : l'*Inoceramus Coquandianus* (d'Orb.) les *Ammonites Milletianus* (d'Orb.), *Cornelianus* (d'Orb.), et des bivalves appartenant aux genres *Cardium, Tethys, Venus* et *Pandora* [1]. Le cénomanien, dont je n'ai pu constater l'existence, devrait former la partie supérieure du plateau entièrement couvert d'épais pâturages (14). Des calcaires gris marneux éboulés en forme de talus (15) commencent les couches crayeuses et limitent à l'Est les affleurements du terrain crétacé moyen.

En résumé, la coupe de Kislovodsk donne une série intéressante de la base du système crétacé, dont le rapprochement est assez intime avec les formations similaires du nord de la France, des Alpes et des Pyrénées. Le gault atteint dans cette localité une épaisseur de 165 sagènes, chiffre qui correspond exactement à celui donné par le savant géologue M. Abich. Quant aux couches crayeuses supérieures que nous allons examiner et retrouver près d'Essentouky, en descendant le Podkoumok, elles acquièrent, au-dessus de Kislovodsk, un développement de 110 sagènes et couronnent l'arête montagneuse des terrains secondaires.

Parmi les couches du système crétacé, la craie blanche est le premier terrain que l'on rencontre dans les affleurements en contact avec les microgranulites des dykes du steppe : elle couvre les hauteurs de Kislovodsk, les flancs et le sommet des monts Machouka et Youtza, ainsi que les rives du Podkoumok en amont d'Essentouky. Le soulèvement des roches éruptives a transformé et métamorphisé la craie qui a pris à la Machouka l'aspect d'un calcaire subcristallin d'une couleur grise bleuâtre. Les bancs sont généralement minces et divisés, redressés sous des angles de 10 à 15 degrés; ils renferment en assez grand nombre des échantil-

1. *Une monographie intéressante des principaux fossiles du gault et du cénomanien a été publiée en* 1876 *à Tiflis par le service des Mines.*

lons déformés d'*Ananchytes Gibba* (Lamk) et *Ovata* (Lamk), d'*Inoceramus Regularis* (d'Orb.), et d'un *Holaster* nouveau, très-abondant, que j'ai désigné sous le nom d'*Holaster Caucasicus*.

C'est à tort qu'il a été affirmé que l'on trouverait sur le versant de la Machouka des marbres à exploiter : j'ai visité les affleurements de cette montagne, et j'ai reconnu que partout les bancs étaient peu épais, rompus, fendillés, et qu'ils ne pouvaient par conséquent se prêter à aucune autre exploitation que celle de la construction ordinaire. Des lits de marne feuilletée, rendue schisteuse par les pressions qu'elle a subies, séparent les roches stratifiées; sur d'autres endroits, la marne probablement entraînée par les eaux minérales n'apparaît plus dans les joints, et son absence laisse entre les bancs un profond sillon.

Les phénomènes de métamorphisme par pression et par contact, ainsi que ceux causés par les sources thermo-minérales, ont essentiellement modifié ces couches crayeuses et leurs actions ont encore été plus énergiques dans les terrains tertiaires. C'est dans les pentes basses des soulèvements, et principalement dans les affleurements d'Essentouky et de Kislovodsk, que l'on retrouve la craie dans son état normal, avec le facies qui lui est propre.

Après avoir reconnu à Piatigorsk la superposition des assises crétacées et tertiaires de la Machouka, je fus conduit à l'examiner sur les rives du Podkoumok, près d'Essentouky, pour contrôler mes premières recherches. Les cartes mises à ma disposition l'indiquaient assez loin (3 verstes) de cette localité; mais je ne tardai pas à la déterminer exactement à la hauteur de la stanitza[1], dans le lit de la rivière où elle est bien visible. Cette reconnaissance était pour moi d'un grand intérêt, car, sur ce point, elle corroborait ce que j'avais vu au mont Machouka, c'est-à-dire le contact direct et sans couches à nummulites, de l'éocène et du crétacé supérieur, constatations également signalées par M. Barbot de Marny sur le plateau de l'Ergénie, au nord de Stavropol.

Les assises de la craie se répartissent dans l'ordre suivant :

En premier lieu, des calcaires gris à *Inocerames* (17) qui s'effritent à l'air en petits fragments et contribuent ainsi à la formation des talus qui garnissent le pied des falaises crétacées.

A leur base, on remarque (pl. n° 49) un lit d'argile noire (16), schisteuse, micacée, un peu ligniteuse, d'une demi-archine environ d'épaisseur et qui donne naissance à un niveau de sources assez important.

Dans la partie moyenne, les calcaires blanc jaunâtre, durs, forment des bancs épais de 2 à 3 archines et séparés par des filets à peine visibles de marne verte (18). La craie au contact de ces marnes est finement dentelée : quand on divise un bloc ayant acquis cette structure, on obtient deux empreintes modelées l'une sur l'autre,

1. *On donne le nom de stanitza aux villages cosaques.*

dont je ne puis mieux comparer l'aspect qu'au moulage du plan en relief d'une contrée montagneuse dont les aspérités seraient aiguës et rapprochées. Lorsque les lignes de séparation n'ont pas cette disposition, la roche présente des stylolithes, sortes de pénétrations verticales ressemblant comme structure à des fragments de bois silicifiés, et soudés aux bancs par une de leurs extrémités. Sur cette assise s'appuie une couche de calcaires crayeux, blancs, divisés en plaquettes de 2 à 5 verschocks (19); les joints, formés également de marne verte, y sont plus épais d'un demi-pouce à un verschock. Ce genre de stratification est commun à tout l'ensemble de la formation et lui donne un facies particulier, aussi frappant que celui des silex pyromaques disposés en lits réguliers dans les terrains crétacés du nord de la France. Mais, à l'opposé de ceux-ci, les silex sont assez rares dans ces couches; on y retrouve cependant les mêmes fossiles, tels que : l'*Echinoconus Subconicus* (d'Orb.), et les *Ananchytes Gibba* (Lamk), *Ovata* (Lamk) et *Carinata* (Park). A l'ancien pont de la route de Kislovodsk, sur la rive droite du Podkoumok, on peut voir de beaux affleurements de cette craie; ils correspondent, pour la zone à plaquettes, aux saillants rocheux situés au-dessus du Grand Proval, à Piatigorsk, et aux couches que l'on remarque dans l'intérieur de cette curieuse excavation.

Ce dernier étage, qui finit la coupe de Kislovodsk, est en contact avec les marnes bleues éocènes d'Essentouky. Près de ces marnes tertiaires (pl. 38 — 1), la craie a une couleur grise légèrement bleuâtre; les fossiles, disséminés dans les autres assises, sont ici plus abondants : les *Inoceramus Regularis* (d'Orb.), *Cripsii* (Four.) y pullulent et atteignent des dimensions énormes; puis les variétés d'*Ananchytes* désignées ci-dessus et le *Micraster Heberti* (Lacv.), l'*Holaster Bouilleti* (Cott.) et dans les derniers bancs au niveau du lit du Podkoumok, près de la stanitza d'Essentouky, l'*Holaster Caucasicus*, très-commun à cet horizon (2). La faune de cet étage crétacé le rattache directement au système sénonien; ce serait peut-être même un niveau un peu plus élevé que celui de Meudon (bassin de Paris). Les couches à *Holaster Caucasicus* terminent la formation qui disparaît avec un pendage de 5°,5 N. O. sous les dépôts tertiaires. Cette inclinaison permettrait de la retrouver par un sondage profond de 60 à 70 sagènes sous la stanitza d'Essentouky, et ferait entrevoir la possibilité de découvrir des eaux jaillissantes en aval de ce village, surtout si l'on tient compte de la faible distance qui le sépare des monts Machouka, Youtza, et de la ligne d'affleurement de la craie. Les bassins compris entre ces soulèvements sont peu encaissés, et il n'est pas exagéré de supposer l'existence des couches crayeuses à 70 sagènes en moyenne de la surface du sol dans le centre des bassins. A ces remarques s'ajoutent les preuves fournies par les nombreuses sources froides émergeant des couches tertiaires et crétacées, comme celles du mont Youtza, de Perkalka sur le versant nord de la Machouka, et de Zolotouchka au pied de la pente sud du Bechtaou ; sans rechercher d'autres exemples, ne voit-on pas les eaux du Podkoumok parcourir sur les assises fissurées du sénonien entre Essentouky et Kislovodsk, une distance de quinze verstes, avec une différence de niveau de 70 sagènes. Il est donc incontestable que ces eaux doivent s'infiltrer dans la masse du terrain crétacé pour rejaillir ensuite en des points plus éloignés. La remarquable source de la Youtza, qui coule sur le versant ouest de cette montagne, à une altitude de + 300 sagènes, est au contact des systèmes secondaire et tertiaire; elle vient par conséquent d'une assez grande profondeur, et son émergence à 80 sagènes au-dessus du Podkoumok montre bien qu'elle fonctionne comme une source jaillissante. Des nappes puissantes parcourent donc l'intérieur du sol : un sondage ayant pour but de les découvrir sous le steppe de Piatigorsk aurait à traverser environ 70 sagènes de terrains tertiaires pour atteindre le sommet des couches sénoniennes, puis 115 à 120 sagènes pour arriver au gault, où le résultat serait encore plus certain, soit une épaisseur totale de 200 sagènes : c'est même ce dernier chiffre qu'il faudrait prévoir si l'on veut parer à toutes les éventualités. Il y a dans cet ordre d'idées d'intéressantes recherches à entreprendre pour mettre en culture ces immenses steppes, et cette solution désirable ne sera facilement obtenue que par des sondages, qui feront connaître l'ensemble des couches à traverser, le niveau des nappes artésiennes, et leur limite ascensionnelle.

Groupe tertiaire. — Le terrain tertiaire n'existe pas à Kislovodsk, mais il est représenté dans les autres groupes par deux assises qui ont été classées dans l'éocène. Les terrains nummulitiques, que l'on rencontre généralement à la base de cet étage, manquent sur le versant nord du Caucase, tandis qu'au sud ils sont, au contraire, très-développés; cette remarque a été faite par M. Abich dans ses études fort intéressantes sur la géologie du Caucase. Les oscillations qui ont affecté l'isthme caucasien pendant la période tertiaire ont déterminé cette inégalité de dépôts sur les contre-forts de la chaîne.

C'est à Essentouky que l'on rencontre les meilleurs affleurements de l'éocène; les pentes du mont Svistoun et la rive droite du Podkoumok (pl. n° 38) en offrent une coupe assez complète. L'assise inférieure est constituée par des marnes bleues, quelquefois gréseuses, micacées et schisteuses, qui paraissent être sans fossiles; du moins je n'ai pu en découvrir aucune trace, malgré de nombreuses recherches. Rien de particulier à signaler dans cette couche, si ce n'est, à peu de distance de la base, un niveau de marne jaunâtre feuilletée qui se voit dans la berge escarpée de la rivière en face de la stanitza d'Essentouky, et que j'ai rencontré plus tard au mont Machouka et sur les bords du lac salé de Tamboukan. D'autres constatations arriveront peut-être à placer ce niveau comme un repère indiquant la base du groupe tertiaire, et par conséquent le voisinage des terrains secondaires.

L'assise supérieure est composée de marnes blanches un peu jaunâtres, fragmentées, et couvertes de dendrites; elles sont à l'état de témoins, de monticules ou bien encore de petits plateaux, dans les environs du Bechtaou et d'Essentouky. Quelques sources s'y rencontrent, telles que celle de Zolotouchka, et celles de la petite rivière des Tortues qui sourdent au pied de ces marnes, dans une prairie au sud de la colline désignée sous le nom de mont Svistoun (mont Siffleur) (pl. n° 38). Ces marnes blanches ont ici environ 10 sagènes de hauteur, et je crois que leur développement total n'excède pas 14 sagènes dans les environs. Les fossiles y sont excessivement rares : cependant quelques empreintes à peu près indéterminables de poissons y ont été recueillies. Dans les affleurements de Geleznovodsk et du Bechtaou, que j'ai visités à plusieurs reprises, elles se confondent parfois comme aspect, et je dirai même comme composition chimique, avec les couches crétacées ; les fossiles seuls permettraient de les distinguer. Leur analyse, que je reproduis ci-dessous a été faite par M. Fahmine, directeur du laboratoire de Piatigorsk. Elle a donné pour 100 parties :

Résidu insoluble	55,701
Chaux (CaO)	13,430
Acide carbonique (CO^2)	13,182
Eau et matières organiques	9,180
Protoxyde de fer (FeO)	4,380
Alumine (Al^2O^3)	2,961
Magnésie (MgO)	traces

Dans mes appréciations sur la profondeur à atteindre pour la découverte des eaux artésiennes, je n'ai pas compris cette couche, que l'on peut éviter en choisissant les endroits où les marnes bleues sont à la surface du sol.

Dépôts quaternaires. — Les terrains quaternaires occupent, dans l'étude des couches superficielles une place importante; on peut les séparer en trois types principaux : 1° Les alluvions anciennes du Podkoumok, que l'on voit à Essentouky et à Piatigorsk. Dans le parc d'Essentouky elles reposent sur les marnes éocènes : les sources alcalines et celles du ravin des Gouttes en ont formé des poudingues ou conglomérats cimentés par une pâte calcaire, qui s'étendent jusqu'au vallon de la Kislouchka (pl. n° 38).

On retrouve ces poudingues sur la rive gauche du Podkoumok, en face de la Machouka, et sur le plateau à l'est de la colonie allemande. Ceux de la colonie, composés d'éléments divers, perforés par des tubulures qui indiquent le cheminement de sources anciennes, peuvent être pris comme prototype pour la région. C'est d'ailleurs ainsi que doivent circuler, dans les mêmes conglomérats, les sources des Gouttes et du parc d'Essentouky. Au bord du Podkoumok (pl. n°s 5 et 6), ils sont disposés en bancs épais qui dominent le fleuve sur une hauteur de 3 sagènes environ ; le voisinage des carrières, où l'on exploite un amas de travertin comme pierre de construction, est une preuve de l'existence des sources calcaires qui les ont cimentés en cet endroit.

2° Un second dépôt de 8 à 9 sagènes, superposé à ce premier niveau, est figuré dans la coupe n° 20 (pl. n° 38), qui est tracée de la station d'Essentouky au sommet du mont Svistoun. Il est formé de cailloux blanchâtres, minces et arrondis : ces alluvions sont plus élevées que les premières et paraissent, comme à Essentouky, avoir emprunté une grande partie de leurs matériaux aux marnes tertiaires supérieures. On les retrouve sur la plupart des mamelons que l'on rencontre dans le steppe, entre le Bechtaou et le Podkoumok.

3° Les séries quaternaires se terminent par une couche désignée sous le nom d'alluvions et de dépôts meubles des pentes, et composée de débris de roches diverses détachés des versants sur lesquels ces alluvions se sont formées. A Gelez-novodsk, elles couvrent l'ensemble des groupes, et les sources chaudes dérivées souterrainement des tranchées N° 2 et Griaznouchka supérieure coulent encore dans ces terrains remaniés, en les agglutinant, et en les modifiant sans cesse. En face des bains sulfureux tièdes de Piatigorsk, les alluvions des pentes forment le sommet de la berge du fleuve, et à la Machouka, on les voit agglomérées par les travertins qui les ont transformées en brèches compactes, dures et zonées par des filons de carbonate de chaux (pl. n° 5).

Enfin, dans toutes les stations balnéaires apparaissent des amas de travertins recouvrant ces alluvions. Ce produit moderne des sources minérales est un accident géologique des plus remarquables, dont l'importance ne le cède en rien aux dépôts similaires de Maragha, dans le Caucase, de l'Algérie et de l'Europe méridionale ; il sera l'objet d'un examen particulier dans chaque groupe, où sa description est naturellement indiquée.

PIATIGORSK

Description, géologie. — Piatigorsk est de toutes les stations du Caucase celle où le gisement des sources est le plus àpparent dans ses caractères extérieurs. Les soulèvements qui ont mis au jour les assises crétacées de la Machouka et rejeté sur ses pentes les couches tertiaires, ont en même temps créé des issues aux eaux thermales, qui les ont parcourues par les lignes de fracture et les parties de moindre résistance; puis ces eaux se sont éloignées successivement de leur point d'émergence en traversant les amas calcaires qu'elles déposaient.

Ces phénomènes de circulation sont bien connus et se produisent dans les masses minérales les plus variées, mais leur mode d'écoulement est toujours subordonné à la constitution géologique du sol et aux accidents qui en ont modifié la forme. Ils ont lieu, par exemple, dans les terrains cristallisés placés au contact de couches plus récentes et stratifiées; entre deux systèmes de terrains sédimentaires qui offrent une texture différente, et dans leurs joints de stratifications; ou bien encore dans les terrains éruptifs à la faveur de fractures, ou des salebandes et épontes d'un filon. L'observation attentive de ces accidents géologiques a toujours formé la base du diagnostic des personnes qui s'occupent de la recherche et de l'aménagement des eaux minérales; mais il arrive que, les déductions d'ensemble une fois établies, on laisse à l'écart l'étude du détail, qui seule permet d'arriver à des conclusions exactes sur le lieu d'origine et de circulation des sources. Ce côté de la question m'a frappé dans la lecture des différents mémoires publiés sur ces eaux minérales : j'ai donc songé à combler cette lacune en fixant le point de contact des terrains crétacés et tertiaires, qui jouent un rôle prépondérant dans la conduite et la distribution souterraine des eaux. La détermination en était d'ailleurs facile, et j'y trouvais pour les travaux ultérieurs l'avantage très-appréciable d'indiquer la limite dans laquelle les recherches pouvaient être raisonnablement entreprises.

Les pentes du mont Machouka sont formées de couches peu épaisses d'un calcaire bleuâtre, à texture cristalline, recoupées quelquefois dans leur masse par de petits filons de carbonate de chaux, et séparées par des lits minces de marne feuilletée. L'inclinaison moyenne des bancs varie de 10 degrés vers la cote + 350 sagènes[1] à 55 degrés vers + 300 sagènes; on y constate par endroits des traces anciennes de la circulation des eaux thermales, qui ont recouvert d'un enduit les parois des fissures après avoir fait disparaître les lits marneux intercalés entre les différentes assises. Ces traces se retrouvent à des cotes bien supérieures aux points actuels d'émission; elles sont notamment manifestes dans les affleurements situés au nord des casernes de la ville, à la cote + 320 sagènes, soit à 40 sagènes au-dessus des sources les plus hautes (pl. n° 5).

En orientant la direction générale de ces affleurements, que l'on peut suivre dans tous les replis des pentes de la Machouka, on est conduit à un des accidents géologiques les plus remarquables de la contrée, le Grand Proval, sorte de gouffre cratériforme, mis en communication à sa base avec un chemin d'accès par une galerie de 20 sagènes de longueur (pl. n° 7). Du fond de cet entonnoir émerge une source thermale puissante, mais dont le débit n'est pas appréciable, en raison de la faible charge sous laquelle elle coule, son altitude atteignant 280 sagènes. Ce gigantesque griffon, qui emprunte ses parois au terrain crétacé, est traversé par une fente orientée E. 27° N. à peu près suivant la direction générale des affleurements. Dans cette fente, on rencontre çà et là des anfractuosités tapissées de cristaux de sels calcaires, ou d'une brèche grossière formée de travertin et de fragments de roche.

Près de cet alignement une deuxième fissure bien moins importante, appelée Petit Proval, existe entre la galerie Élisabeth et le Grand Proval; elle est plus au sud que celui-ci, et se continue en descendant au sud-ouest de ce versant de la Machouka, par des séries interrompues de fentes et d'ouvertures en partie comblées, ou masquées par la végétation. Tous ces accidents vérifiés jusqu'aux points extrêmes de la Machouka impliquent bien l'idée d'une grande fracture dans la craie, qui est la roche émissaire des eaux minérales.

A la suite de ce premier examen, et après avoir reconnu la présence des terrains tertiaires, je me suis attaché à en déterminer la ligne de contact avec les terrains secondaires : les difficultés que l'on a fait entrevoir pour cette délimitation sont plus apparentes que réelles. La formation tertiaire a été relevée et redressée par le soulèvement de la Machouka, et les marnes éocènes ont été transformées par suite des pressions énormes qu'elles ont subies, en un calcaire schisteux, dur et cristallin, dont la couleur bleu noirâtre se confond avec celle de la roche crétacée. Mais la schistosité, l'absence des fossiles que l'on rencontre au contraire dans la craie, la direction du contact de ces couches et d'autres caractères d'ensemble

1. *Les cotes d'altitude sont rapportées au niveau de la mer Noire.*

permettent de distinguer les deux formations. Cette dissemblance se voit à l'extrémité de la galerie qui accède au Grand Proval : il y a là, entre les deux systèmes, une différence que l'observateur attentif peut vérifier; on passe insensiblement des couches tertiaires métamorphisées à celles de la craie, qui forment l'entrée même de l'intérieur du Grand Proval.

Quand cette distinction fut établie (pl. n° 5), il devint évident pour moi que les eaux minérales ne venaient ni des couches tertiaires, ni de la limite séparative des terrains qui forment généralement le point de moindre résistance, mais bien de la craie d'où elles s'épanchaient ensuite par des voies secondaires. Ces premières indications furent confirmées par l'examen d'anciennes tranchées, ouvertes dans le voisinage de la galerie Tobieff, lors de son percement, et par des sondages que je fis exécuter sur le versant sud du mont Machouka. On peut donc, avec cette connaissance exacte du point de l'émission, délimiter à présent d'une manière certaine la zone où devront être poussées les recherches.

Les sources thermales, ainsi que je l'ai dit précédemment, n'ont pas conservé les mêmes lieux d'émergence : elles ont produit, à un moment donné et en des endroits assez éloignés les uns des autres, d'immenses dépôts de travertin qui n'ont ni la même apparence, ni la même texture. Ceci indiquerait que certains mouvements géologiques ont dû, à des intervalles différents, déplacer les sources, changer leur température et leur minéralisation. Le déplacement du niveau d'émergence des sources par les oscillations du sol explique alors les altitudes variables auxquelles on rencontre ces gisements (pl. n° 7, coupe 7). On comprend aisément qu'une faille principale faisant l'office de conduite ait eu dans son parcours plusieurs fissures accessoires, sortes de branchements qui conduisirent les eaux minérales à des distances assez grandes de l'axe de rupture, et créèrent ainsi les amas isolés de travertin que l'on remarque à l'ouest et au nord-ouest de la montagne. Actuellement les sources Sabanieff et Tobieff participent encore à ce mode de circulation : les eaux thermales quittent le terrain crétacé pour émerger sur le flanc de la Machouka à travers le revêtement tertiaire, et laissent, mais dans des proportions moindres, un résidu calcaire qui s'accumule sur les pentes. Ce dépôt récent, plus friable, n'a pas l'apparence des anciens et accuse une différence marquée dans la minéralisation des eaux. Ainsi on ne constate nulle part dans les travertins anciens la présence du soufre, que l'on rencontre parfois en abondance près des émergences actuelles. Enfin il est facile de remarquer qu'ils n'ont pas la même contemporanéité : leur altitude supérieure varie pour les plus anciens entre + 285 et + 290 sagènes, tandis que ceux formés plus récemment à l'ouest de la Goriatchaïa, par exemple, ne dépassent pas la cote + 265.

Pendant toutes ces évolutions, les sources ont constamment déposé des sels calcaires : en consultant les coupes et plans géologiques (pl. n°s 5 et 6) qui ne reproduisent cependant qu'une faible partie du territoire de la ville et du mont

Machouka, on peut juger de l'emplacement occupé par les travertins et du rôle qu'ils ont joué dans la géologie de cette région. Ils se développent, au pied du versant méridional de la montagne, sur une largeur qui varie de 175 à 500 sagènes, et parallèlement à la rivière Podkoumok, sur une longueur de plus de 2,000 sagènes.

Sur la rive gauche du fleuve, qui leur a tracé une limite naturelle, ils ont imprégné les graviers alluviens et en ont fait un poudingue très-compact et très-adhérent (pl. n°s 5 et 6); de même dans les replis du terrain tertiaire qui sont en quelque sorte les contreforts du mont Machouka, depuis le parc Emmanuel et la butte Michel jusqu'au Grand Proval, ils ont formé çà et là une véritable brèche composée principalement de débris crétacés anguleux et de concrétions arrachées aux parois des fissures. A l'opposite, on les retrouve autour de la source Perkalka, en face de laquelle ils sont exploités comme matériaux de construction (pl. n° 7, coupe 7).

Dans leurs épanchements, les sources de Piatigorsk paraissent avoir formé sur le versant de la montagne Machouka deux massifs principaux de travertin : l'un, pour ainsi dire enclavé dans le sol du parc Emmanuel, a débordé sur la pente de la butte Michel, dont le sommet est le pavillon d'Éole ; l'autre, qui est le plus important, touche au Grand Proval et couvre la majeure partie du versant sud. Du flanc de ce massif s'est détaché, vers l'ouest, le promontoire de la Goriatchaïa-Gora (Montagne Chaude), qui est le type le plus moderne de ces tufs. Ce dernier accuse d'une manière remarquable son mode de formation : le travertin est poreux, disposé au sommet en feuillets minces et friables, qui se sont affaissés sous le poids des couches que les eaux accumulaient rapidement. On voit, en effet, en allant de la galerie Sabanieff à celle d'Ermoloff, que la Goriatchaïa s'est rompue et distendue en créant une large fissure dont la direction générale est de N. 50° E. (pl. n° 5) et par laquelle les eaux thermominérales ont pris leur cours pour aboutir, d'une part à l'établissement Ermoloff, et, plus loin, avec un changement de direction de 20 à 25 degrés vers le sud, à celui des sources sulfureuses tièdes. La fissure s'est prolongée en même temps que le dépôt de travertin s'est augmenté par l'addition successive des couches sur les pentes de la Goriatchaïa. D'autres brisures, à peu près perpendiculaires à la grande crevasse, ont été les rameaux de la branche principale et ont créé les amas qui dominent la rue Kabardinka. C'est à une semblable dérivation qu'est due la source nouvelle que j'ai fait déboucher sur le flanc de ce promontoire.

A la butte Michel, un accident particulier semble avoir déplacé les travertins qui ont été renversés vers la vallée : ce déplacement anormal peut s'expliquer soit par des efforts de distension semblables à ceux qui ont affecté le massif de la Goriatchaïa, soit encore par un affaissement ou un glissement des marnes tertiaires sous-jacentes.

Avant l'exécution de la galerie Ermoloff, quelques sources élevées déposaient encore des couches de tuf sur le versant méridional de la Goriatchaïa; mais, depuis l'abaissement du régime, les sédiments se forment à des cotes inférieures. Aujourd'hui les eaux continuent à cheminer, et à cimenter les masses à travers lesquelles elles se créent des orifices d'écoulement, ce que l'on peut vérifier en dessous de l'établissement des sources sulfureuses tièdes sur l'escarpement de la rive gauche du Podkoumok, et au déversoir de la galerie Sabanieff; mais en partie isolées du contact atmosphérique, elles ne laissent plus de dépôts aussi abondants.

Toutes ces fissures ont tracé le chemin des sources, et leurs communications ont établi entre elles une solidarité : de la fracture principale qui pourrait s'indiquer dans une direction comprise entre la galerie Tobieff et le Grand Proval, les eaux ont descendu ensuite à l'émergence de Sabanieff, par la fente considérable qui s'est faite dans la montagne Chaude. La relation intime des sources de Piatigorsk est donc un fait certain; on ne peut ouvrir le conduit de la source basse d'Ermoloff, ni celui intermédiaire de Sabanieff sans abaisser le niveau supérieur du Grand Proval et de Tobieff. Les expériences faites sur le débit de la galerie Sabanieff au cours de la mission ont prouvé cette dépendance, et elles sont consignées dans le tableau d'autre part (p. 22).

D'après ces observations, on voit que l'ouverture du trou de sonde au fond de la galerie Sabanieff, déchargeant les eaux des canaux souterrains, a causé l'abaissement du Grand Proval, et, quelques jours après, une diminution dans le débit des sources Tobieff, Élisabeth et Michel. Le Proval, étant à la cote la plus élevée, a subi les premières influences de la dépression, et, malgré le volume énorme de 140,000 vedros par 24 heures débité par la conduite de Sabanieff, il n'a baissé que de 59 pouces [1] en 4 mois. C'est peu de chose comparativement à la différence de niveau existant entre ces deux principales sources, car elle constituait pour la dernière une charge d'au moins 5 sagènes.

Si l'assèchement de toutes les sources supérieures à Sabanieff n'a pas été plus prompt, cela tient à la quantité d'eau emmagasinée dans l'intérieur des fissures de la Machouka, à l'abondance de ce régime et aux difficultés qu'il rencontre dans sa circulation. Le resserrement des couches et l'étranglement des fissures doivent former autant d'arrêts, d'ouvertures de prise, qui règlent la charge et le débit.

Sans ces accidents naturels que nous ne pouvons vérifier, le niveau du Grand Proval aurait continué de s'abaisser jusqu'à l'horizon de la source Sabanieff, en supposant, bien entendu, que l'orifice de cette dernière eût débité le volume total des eaux du Proval.

Quant à la source Ermoloff, elle ne pouvait varier pendant ces essais, étant à 27 sagènes au-dessous de la galerie Sabanieff; mais, ouverte à son tour, elle aurait certainement épuisé à la longue celle de la galerie Sabanieff, étant donné

1. *Le pouce anglais* ($0^m,027$) *est une mesure usitée en Russie.*

TABLEAU DES VARIATIONS DES SOURCES DE PIATIGORSK

SOURCES.	TEMPÉRATURE RÉAUMUR DÉBIT	DÉBIT NORMAL 7 AOUT 1882	DÉBIT APRÈS L'OUVERTURE DU TROU DE SONDE DE LA SOURCE SABANIEFF				
			4 SEPTEMBRE.	1er OCTOBRE.	1er NOVEMBRE.	7 DÉCEMBRE.	4 JANVIER 1883.
SABANIEFF	Température	37°5	37°5	38°	38°	38°	38°
	Débit, un vedro par	2″6	130 — 140.000 védros par vingt-quatre heures.				
GRAND PROVAL	Température	27°	26°5	28°	27°5	27°5	25°5
	Niveau en pouces	+ 12	+ 11,5	— 10,5	— 14,5	— 34	— 47,5
MICHEL EXTÉRIEURE	Température	31°5	33°	31°	29°5	26°	19°
	Débit, un vedro par	54″6	55″	78″	1′30	2′40″	3′43″
MICHEL INTÉRIEURE	Température	31°	31°	31°	30°	27°	23°
	Débit, un vedro par	30″	30″	29″	45″	1′27″	3′
TOBIEFF	Température	38°	37°5	37°5	37°	36°5	35°
	Débit, un vedro par	26″	24″	29″	»	»	1′
ÉLISABETH EXTÉRIEURE	Température	25°	25°	21°5	18°	18°5	16°5
	Débit, un vedro par	»	»	»	5′	5′40″	6′28″
ÉLISABETH INTÉRIEURE	Température	23°5	23°	20°	14°5	12°5	9°5
	Débit, un vedro par	»	»	»	5′	5′40″	6′28″
ERMOLOFF	Température	37°	37°	37°	37°	37°5	37°
	Débit, un vedro par	2″6	2″	2″	2″	2″	2″
TIÈDE N° 2	Température	24°	24°	23°	22°5	22°	Tarie.
	Débit, un vedro par	»	»	»	15″	50″	
TIÈDE N° 1	Température	25°5	25°	25°	24°5	23°5	24°
	Débit, un vedro par	»	»	»	13″	17″	24″

NOTA. — Les variations des sources tièdes nos 1 et 2, inférieures à la galerie Ermoloff, n'ont aucune corrélation avec l'écoulement du sondage Sabanieff. Les eaux de ces sources ont changé de direction à la suite des travaux qui ont été entrepris en amont pour leur captage, et que l'on a laissés inachevés.

également que la fissure qui l'alimente fût capable de livrer passage à toutes les eaux minérales venant de l'amont. J'ai conseillé l'arrêt de ces expériences quand les sources Tobieff, Élisabeth et Michel furent atteintes par cette dénivellation ; car il pouvait naître un danger, celui de voir les petites fissures des marnes tertiaires qui laissent passer les eaux de la buvette Élisabeth et Michel se refermer, n'étant plus entretenues par la circulation des eaux thermales, et se créer d'autres issues. Ces motifs m'engagèrent à demander la fermeture de la source Sabanieff, et son rétablissement dans les conditions d'écoulement antérieures; de plus, l'administration était en face d'un contrat passé avec le fermier des eaux, et dont on ne pouvait troubler la jouissance pour une cause quelconque.

On entrevoit par ces explications les conséquences qui auraient suivi le prolongement de la galerie Ermoloff à travers le massif de la Goriatchaïa, ainsi que cela a été proposé dans un précédent rapport. Suivant toutes les probabilités, il en serait résulté l'assèchement des sources supérieures, leur destruction complète, et l'abandon des bâtiments exécutés sur leurs captages.

Aujourd'hui, le débit réuni des galeries dépasse les besoins de la station (70,000 vedros par 24 heures, soit 840,000 litres), et j'ai pensé qu'il serait plus pratique de conserver l'état actuel des choses, mais en tirant le parti le plus économique et le meilleur des travaux existants.

L'utilisation des eaux du Grand Proval pour des bains spéciaux ne me semble pas encore justifiée; c'est un lieu de promenade très-fréquenté par les personnes qui séjournent à Piatigorsk et qu'il conviendra dans ce but d'aménager et d'entretenir avec soin.

Buvettes. — *Source Élisabeth.* — La source Élisabeth émerge à la cote + 271 sagènes environ, au fond d'une déclivité qui sépare la butte Michel de la montagne Chaude. Elle sort, dans la direction de l'ouest, d'un travertin poreux ayant l'aspect de ceux que j'ai signalés comme les plus récents : son débit est de $0^{ved.},0113$ par seconde et sa minéralisation identique à celle de la plupart des sources du groupe; elle est cependant plus riche en acide carbonique libre ($1^{gr.},078$ par litre : voir p. 27 le tableau des analyses.)

Les diagrammes établis d'après les observations que l'on a faites en 1871 sur son régime, démontrent que la température, le débit et le degré sulfhydrométrique n'avaient pas varié d'une manière sensible avant l'exécution du sondage inférieur de la galerie Tobieff. Mais, du jour où l'on eut créé cette nouvelle voie aux eaux minérales, on vit le rendement de la source diminuer, ainsi que son degré sulfhydrométrique et sa température.

Ces perturbations atteignirent leur maximum d'intensité en décembre 1876, et ne cessèrent qu'au mois de février 1877 quand, sur la demande de M. l'ingénieur en chef des mines Wallberg, on exécuta au front de taille de la galerie

Tobieff un nouveau trou de sonde amorcé à 1 sagène au-dessus du premier : le régime de la source Élisabeth reparut immédiatement, et depuis il s'est maintenu dans son état normal. Ces faits établissent la relation existant entre ces deux émergences, et montrent que la source Élisabeth est une dérivation de la fissure qui alimente la galerie Tobieff refroidie dans son parcours à travers les travertins. Dès lors, si l'on considère son faible débit et sa température, il ne me paraît pas possible qu'un sondage entrepris, comme on l'a conseillé, en amont de la source Élisabeth, puisse donner un résultat autre qu'un changement dans sa minéralisation, et bien certainement une modification du régime supérieur de Tobieff.

La variété si grande de sources secondaires que l'on observe souvent dans le voisinage d'un griffon d'eau minérale est justement due aux dérivations souterraines qui se font à distance du foyer principal, et quelquefois à travers des terrains bien différents de ceux qui émettent la source. Il est dès lors évident que la durée du parcours de l'eau minérale dans l'intérieur du sol doit modifier sa composition et sa température. L'intérêt d'un déplacement n'est donc motivé que quand il y a déperdition du volume de la source ou mélange avec des eaux étrangères. Or, ce n'est pas le cas pour les buvettes de Piatigorsk : l'eau minérale est seule en contact avec le terrain; elles devront donc être maintenues à peu près dans leurs limites respectives, puisqu'en cet état elles satisfont depuis longtemps aux besoins médicaux.

Pour conserver et augmenter le débit de la source Élisabeth, sans tomber dans les inconvénients qui viennent d'être signalés et dont le résultat serait très-regrettable au point de vue de l'usage de l'eau comme boisson et de sa teneur en acide carbonique, il suffira de la recevoir dans un bassin étanche, et de jonctionner l'enceinte du captage aux fissures du travertin qui amènent les eaux.

Ce travail entre dans l'ensemble des dispositions nouvelles que je veux préconiser, c'est-à-dire l'abaissement de toutes les buvettes et principalement de celles de Piatigorsk au niveau d'émergence des sources. Actuellement on élève l'eau de la source Élisabeth à l'aide d'une pompe descendant à 1 archine et 8 verschocks au-dessous du sol de la galerie; à la sortie du corps de pompe, l'eau est agitée par le piston et projetée dans un réservoir supérieur d'où elle est distribuée aux buveurs. Elle perd ainsi la plus grande partie des gaz dissous, et se trouve oxygénée par les mouvements du propulseur qui l'élève au-dessus du sol; de plus, l'engin qui encombre l'orifice du puits rend difficile la visite ou l'entretien du captage. Ce mode défectueux de puisage doit être supprimé partout où il est appliqué.

Aussi ai-je proposé de remplacer cet état de choses par le puisage direct dont on peut concevoir la disposition pour la source Élisabeth dans le croquis de la planche n° 8. Dans la galerie où est aujourd'hui la buvette intérieure, le sol sera découvert jusqu'au terrain émissaire; alors on examinera la roche pour suivre un peu en direction l'eau minérale, et l'on revêtira de ciment pour les joindre au captage l'entrée des fissures qui amènent les eaux. L'abaissement du niveau s'obtiendra par la pente qui existe au pied de la terrasse, ce qui facilitera le travail. On rétablira ensuite la buvette à une cote inférieure au niveau statique de la source, pour la mettre à l'abri des légères variations que peut subir le régime, et entretenir le renouvellement de l'eau dans le bassin. Un espace circulaire auquel j'attribue 8 archines de diamètre sera ménagé autour de la buvette, ce qui laissera encore aux promeneurs de la galerie un passage de 1 sagène de largeur au niveau du sol actuel. On y accèdera par un escalier de dix marches utilisant tout l'intervalle compris entre les piliers figurés au plan. Le pourtour circulaire du nouveau sol sera garni de bancs et d'étagères réservées au service des buveurs.

Pour faciliter aux malades l'abord de cette source par la façade de la galerie, on pourrait encore établir une communication souterraine qui partirait du dernier palier de l'escalier de la terrasse; malheureusement, la différence de cotes entre le sol de la galerie Élisabeth et celui que le projet indique, différence nécessitée par les conditions d'émergence de la source, rend cette communication sinon impossible, du moins difficile. Elle aurait cependant l'avantage d'éviter aux malades infirmes la montée et la descente de l'escalier intérieur; peut-être arrivera-t-on à cette solution par un chemin pris sur la pente du nouveau parc, en dehors de la plate-forme qui précède l'entrée de la galerie.

Dans le cas où l'on voudrait aménager la buvette Élisabeth extérieure, j'ai indiqué une disposition analogue à la précédente; un chemin d'accès à pente régulière y conduirait en contournant l'extérieur du bâtiment, et une passerelle jetée au-dessus de ce chemin conserverait à l'intérieur de la galerie la sortie qui existait précédemment.

A ces modifications s'ajoute naturellement la suppression des bains Tobieff que l'on pourra transformer en salle de lecture ou de refuge, fermée en cas de mauvais temps, le service des bains de Piatigorsk devant être concentré dans un seul établissement (pl. n° 8).

Sources Michel. — Les sources Michel, plus rapprochées de la galerie Tobieff, ont une même origine; les eaux marquent une différence de 1° comme température avec les précédentes, sans présenter pour cela une variation bien accusée dans leur composition chimique. Comme elles sont utilisées depuis longtemps, il y aurait inconvénient à les retrancher du service des buvettes, qui sont, du reste, peu nombreuses à Piatigorsk. L'une d'elles, Michel extérieure, qui est abritée par une ancienne construction formant promenade, recevrait une transformation rapide et peu coûteuse, en établissant, en contre-bas du sol actuel, une enceinte qui serait mise en communication avec la façade du bâtiment par une entrée pratiquée à la place du déversoir de la source (pl. n° 9). L'ouverture nouvelle ne dérangerait en rien les escaliers du perron : on abaisserait extérieurement le terrain de $0^{sag.},093$ et l'on ajouterait deux marches au palier, près de la nouvelle porte d'entrée ; dans l'intérieur, deux escaliers conduiraient au sol de la galerie. Je trouve à cette installation l'avantage de conserver tout ce qui existe aujourd'hui en tant que constructions et aménagements, ce qui permettra d'attendre les transformations plus importantes qui sont projetées.

La buvette Michel, située en dehors du bâtiment, peut également subsister, quoique n'offrant pas les mêmes ressources pour son utilisation; ce serait même la première dont on déciderait la suppression, si l'on devait en éliminer une du groupe. Malgré cela, j'ai, dans l'hypothèse de sa conservation, étudié son déplacement et la réfection de la galerie qui amène l'eau de la source (pl. n° 10).

Source Kabardinka. — En prévision de la reconstruction des bains Sabanieff, affectés au traitement des militaires, j'ai ouvert, sur le versant de la Goriatchaïa-Gora qui fait face au Podkoumok, une nouvelle buvette à laquelle j'ai donné le nom de Kabardinka (pl. n°s 7 et 21), qui est celui du faubourg de ce côté de la ville. Elle est destinée aux soldats, qui possèderont ainsi, près de leurs bains, un moyen de médication pareil à celui des établissements civils, et aux habitants qui, dès le premier jour de la mise à découvert de l'émergence, en ont réclamé la conservation pour les usages domestiques. Une façade construite en avant d'une entaille faite dans le travertin, abritera le captage en roche de cette source, dont le bassin a été tenu en contre-bas de l'émergence pour parer à un abaissement éventuel du niveau (pl. n° 7).

Galeries. — Passant à l'examen des galeries souterraines, je considère qu'il est superflu d'entrer dans le détail des constructions et de leurs abords, mon intention étant de reporter ces descriptions, avec croquis à l'appui, dans l'examen du groupe de Geleznovodsk.

Galerie Tobieff. — La galerie Tobieff, qui a une longueur de 32 sagènes, recevra un simple revêtement en maçonnerie (pl. n° 11), avec un puits pour l'aérage au front de taille, où la chaleur est pénible à supporter.

C'est un des travaux souterrains les plus importants de la station; le boisage de la galerie n'est pas en bon état, il devra être remplacé dans un assez bref délai, surtout à l'entrée, dans les premiers affleurements de la marne éocène.

D'après la coupe géologique (pl. n° 11), on voit que théoriquement les sondages n'ont pas encore atteint le contact des couches tertiaires et crétacées ; ce serait cependant une opération intéressante que de vérifier leur position respective par l'extraction d'un échantillon de terrain pris au fond des sondages. Leur prolongement, ou plutôt celui de l'un d'eux ne serait décidé que dans l'hypothèse où ils

PIATIGORSK

Analyses, températures et débits normaux des sources du groupe

DÉSIGNATION DES SOURCES.	TEMPÉRATURE en degrés Réaumur.	DÉBIT EN VÉDRO S AOUT 1882. par minute.	DÉBIT EN VÉDRO S AOUT 1882. par 24 heures.	RÉSIDU fixe en grammes par litre.	CHLORURE de potassium KCl	CHLORURE de sodium. Na Cl	SULFATE de soude. Na O, SO³	SULFATE de magnésie. MgO, So³	HYPOSULFITE de soude. Na O, S²O²	CARBONATE de chaux. Ca O, CO²	CARBONATE de magnésie. Mg O, CO²	SILICE SiO²	HYDROGÈNE sulfuré. HS	ACIDE CARBONIQUE CO² en dissolution.	ACIDE CARBONIQUE CO² libre.
Tiède n° 1.	25°,5	0,0909	7850	3,9440	0,10453	1,60133	1,12220	0,08763	»	0,77550	0,12560	0,07270	»	0,40700	0,81900
Tiède n° 2.	24°	0,0202	17450												
Alexandre Ermoloff.	37°	0,385	33270	4,4350	0,12090	1,58050	1,21860	0,05270	0,00846	1,16890	0,17520	0,06610	0,007630	0,60609	0,61380
Élisabeth intérieure.	23°,5	0,0113	4060	4,2500	0,09785	1,63464	0,99369	0,23455	0,00152	1,15088	0,04127	0,07745	0,002210	0,52800	1,07800
Élisabeth extérieure.	25°														
Tobieff.	38°	0,0384	3310	4,4200	0,09550	1,67820	1,04008	0,16914	0,01860	1,26964	0,09278	0,07296	0,009640	0,60720	0,75020
Michel intérieure.	31°	0,0033	285	4,3940	0,10105	1,70380	1,02838	0,16279	0,00744	1,18659	0,09528	0,07621	0,009510	0,57200	0,88000
Michel extérieure.	31°,5	0,0192	1650	4,3400	0,09329	1,65646	1,12730	0,07770	0,01860	1,13850	0,15250	0,07102	0,007495	0,58080	1,04600
Sabanieff.	37°,5	0,385	33272	4,3590	0,09665	1,60703	1,10795	0,13758	0,01001	1,16391	0,11435	0,07612	0,010784	0,57120	1,37500
Proval [1].	moy. 27°	»	»	»	»	»	»	»	»	»	»	»	»	»	»

1. Le degré sulfhydrométrique du Grand Proval varie de 0° à 1°8. Dup.

n'auraient pas traversé les marnes, pour mettre l'ouverture du trou de sonde en communication directe avec la fissure qui paraît exister également de ce côté dans le sénonien ou à son contact. Les dispositions à prendre pour ce travail seront indiquées à propos de la galerie Sabanieff (pl. n° 12).

Galerie Sabanieff. — Une opération du même genre est ici nécessaire, mais avec élargissement sur le retour de gauche, où le trou de sonde a été foré; on ferait à cette place une chambre de dégagement pour les manœuvres de la sonde horizontale et l'installation de la tubulure de prise en bronze étamé, qui sera du reste employée indistinctement à tous les sondages horizontaux. Cet appareil (pl. n° 12) doit être scellé par une maçonnerie garnissant tout ou partie du front de taille; l'ouverture inférieure sert à évacuer l'eau minérale pendant l'élargissement, la continuation ou le tubage du trou de sonde; le forage une fois terminé, on ferme l'orifice supérieur, et sur celui du bas on fixe le branchement de la conduite.

L'eau de Sabanieff a une température de 38° R. : elle dégage en quantité du gaz hydrogène sulfuré, ce qui rend la galerie inhabitable quand on débouche la source; un puits d'aérage a donc été prévu pour parer à cet inconvénient et servir en même temps à l'exécution des travaux. Ici il est certain que l'on touche à une fracture ou bien à un brouillage dont les failles sont généralement comblées. La direction de la fissure est d'ailleurs manifestement indiquée par l'examen du sol à 10 sagènes en amont de l'entrée de la galerie (pl. n° 11) : c'est la même qui se continue en suivant des lignes irrégulières jusqu'à l'extrémité sud-ouest de la Goriatchaïa-Gora. La remise en état de ce sondage aura donc l'avantage de mieux préciser sa position par rapport à ces accidents géologiques et d'augmenter le diamètre de la prise d'eau thermale.

Galerie Ermoloff. — La source Alexandre Ermoloff a été obtenue également par un sondage horizontal percé au fond de la galerie sur la paroi de droite. La sonde a touché à 1 sagène et demie de distance, la fissure principale de la montagne Chaude, et une venue abondante d'eau minérale s'est déclarée instantanément. Sur la moitié environ de son parcours, la taille de ce souterrain a été faite dans le travertin tendre qu'il faudra consolider avec des matériaux de même nature, mais plus durs, tels que ceux qui sont extraits des carrières ouvertes sur le flanc de la Machouka, au sud-est du Grand Proval. Au fond de l'ouvrage, qui a 12 sagènes et demie de profondeur, le travertin est solide; il fait partie du massif central de la Goriatchaïa, qui est plus ancien, et ne nécessitera qu'une légère consolidation. Une façade assez bien traitée comme architecture me paraît indispensable pour cette galerie, très en vue au-dessus des établissements balnéaires et qui se rattache à la décoration de la plate-forme des anciens bains Ermoloff.

On a proposé de pousser immédiatement toutes les galeries à la rencontre des fissures dont la présence à une distance déterminée du front de taille a pu être révélée par la sonde; je ne puis partager cette opinion, par la raison fort simple que du moment où l'on a le volume d'eau nécessaire, il est inutile d'entreprendre aucun prolongement; il suffit que la réfection des galeries soit faite de manière à rendre ce travail praticable au moment où l'urgence en sera reconnue. La pratique conseille, au contraire, de conserver les cloisons naturelles qui séparent le front de taille des réservoirs souterrains, car elles servent à régler la sortie des eaux et à maintenir la pression des gaz. On pourra seulement diminuer leur épaisseur, si les sondages horizontaux ont trop de longueur, et élargir ceux-ci à 4 verschocks environ de diamètre, pour augmenter le débit de l'eau minérale.

A la réfection des galeries et des trous de sonde doit s'ajouter le remplissage des fissures qui existent à la base du versant sud de la Machouka et principalement sur le sommet de la montagne Chaude. Dans le voisinage de la galerie Sabanieff, beaucoup de ces ouvertures laissent échapper l'acide carbonique et l'hydrogène sulfuré qui se dégagent de l'eau minérale : il est indispensable de les fermer pour arrêter l'expansion des gaz, qui est intense quand la pression atmosphérique est faible, et empêcher la pénétration des eaux pluviales dans les fissures.

Eaux minérales froides. — Les trois galeries Tobieff, Sabanieff et Ermoloff, ainsi que le captage des bains sulfureux tièdes, constituent l'ensemble des sources affectées aux établissements thermaux.

Les trois premières, Tobieff, Sabanieff et Ermoloff, fournissent des eaux minérales chaudes aux bains du même nom; mais, pour les eaux tempérées ou froides, il ne reste que les sources tièdes, captées à l'extrémité de tout le groupe et à une altitude trop basse pour qu'elles puissent concourir à l'alimentation des premiers. Ce manque d'eau froide est un des inconvénients de la station, et l'on n'a pu jusqu'à ce jour y suppléer qu'en faisant refroidir les eaux chaudes à l'air libre, et au moyen d'installations assez défectueuses.

On remédierait à cette insuffisance en captant par des travaux bien exécutés au-dessous des bains tièdes, dans la descente de la rue Kabardinka et sur la pente qui mène au Podkoumok, les épanchements souterrains de la Goriatchaïa-Gora; l'eau tempérée ainsi obtenue serait ensuite refoulée par une pompe à l'établissement central. Déjà des pertes nombreuses accusent, de ce côté, la descente du régime des eaux minérales qui se refroidit dans son parcours à travers les alluvions des pentes; mais l'inconvénient de ce travail serait de faire un appel encore plus énergique à ces dérivations, et de choisir un système de recherches en contradiction avec le plan adopté qui a pour but, au contraire, d'arrêter autant que possible ces pertes du régime dans le quartier bas de la ville.

La solution à trouver pour ce groupe est donc un moyen rapide de réfrigération des eaux chaudes à l'aide d'une circulation d'eau froide, ou simplement par l'évaporation au contact de l'air. Le second procédé est le seul applicable dans l'état actuel de la station, puisque les eaux douces et froides n'y existent pas en tant que service public; quant au premier, il rentre dans la pratique habituelle des établissements de bains et son adoption ne peut donner lieu à aucune incertitude. Dans tous les cas, c'est un côté du projet d'amélioration qui s'impose par son utilité incontestable.

Le programme, tracé par Son Excellence le général Svistounoff, réclame 25 baignoires pour les bains militaires de Sabanieff : je suppose ce chiffre doublé dans l'avenir par leur extension probable, et par l'adjonction du service hospitalier de la ville de Piatigorsk, beaucoup mieux placé à cet endroit qu'au groupe des bains Nicolas et Ermoloff. Or cinquante bains renouvelés chaque demi-heure pendant douze heures de balnéation, avec un volume moyen de 25 védros par baignoire, exigeront 30,000 védros d'eau minérale, chiffre inférieur de 6,000 védros environ au débit de trou de sonde de la galerie Sabanieff. Le volume d'eau chaude ainsi assuré, la répartition peut se faire en prenant 15,000 védros à la température de 37° R., qui est celle de l'eau de la source à l'établissement, et une même quantité refroidie à 17° R., pour obtenir un bain de 27° R., ce qui est habituellement ordonné. C'est donc 15,000 védros qu'il s'agit de réfrigérer et d'emmagasiner dans des bassins pendant vingt-six heures environ, pour avoir un abaissement de 20° dans la température de l'eau. Les bassins devront être laissés vides huit à dix heures, temps nécessaire au refroidissement des maçonneries; cela équivaut à en doubler le cube, afin d'entretenir largement la distribution d'eau froide des bains.

Pour refroidir un volume aussi important, il faut de grandes surfaces : de là l'utilité de construire des réservoirs peu profonds pouvant se vider les uns dans les autres, et développant sous de faibles épaisseurs de maçonnerie le plus de surface possible de refroidissement. Le plan figuré dans la planche n° 13 montre la disposition de quatre réservoirs accouplés deux à deux et réunissant toutes ces conditions : le réservoir n° 3 se déverse dans le n° 1 lorsque la température est abaissée, et il reste vide pour se refroidir à son tour pendant que le n° 1 est en charge et affecté au service des bains; les deux autres, les n°s 2 et 4, ont les mêmes fonctions. Ainsi, quand l'eau des bassins supérieurs est refroidie, elle est dirigée dans ceux du bas, puis distribuée à l'établissement balnéaire; la première série est ensuite laissée vide jusqu'à ce que la température intérieure de l'ensemble de la construction soit suffisamment diminuée pour recevoir un nouveau remplissage.

Près de la galerie Sabanieff, le terrain conviendra parfaitement à ce genre de construction, et son exposition, à une assez grande hauteur au-dessus de la vallée, rendra l'évaporation plus active. La région jouit d'un climat continental, ce qui amène des écarts de température souvent excessifs. A Piatigorsk, qui est à une altitude absolue de + $242^{sag.}$,253, on a observé que la différence de température entre l'été et l'hiver est de 27° C. [1]. Cela constitue pour le refroidissement des eaux des conditions favorables ; car, si la chaleur a été grande pendant le jour, le sol émet, la nuit, plus de chaleur rayonnante, ce qui active le refroidissement et donne lieu à la condensation sous forme de rosée des vapeurs contenues dans l'atmosphère. La rosée étant à son tour absorbée aux premières heures du jour par les rayons solaires, il se produit une seconde période de décroissance dans la chaleur terrestre.

Derrière les bains Nicolas et Ermoloff, des réservoirs semblables seront construits ; mais, comme ils seront abrités par les terrains environnants, et isolés de l'action des courants aériens, l'abaissement de la température sera plus lent ; si même il était démontré qu'il y eût avantage à en suspendre l'installation jusqu'à l'organisation d'un système de réfrigération par les eaux du Bechtaou ou de la Youtza, on aurait recours pour le service d'eau minérale refroidie aux réservoirs Sabanieff dont on augmenterait le nombre et la capacité. Une conduite partant des réservoirs Sabanieff amènerait l'eau au niveau de l'entrée de la galerie Ermoloff, où l'on placerait un premier réservoir pour les douches d'eau minérale froide, et de ce réservoir elle descendrait ensuite à ceux des nouveaux bains. Le parcours de cette conduite est tracé sur le plan n° 21 : il est le même pour le cas où l'on enverrait à l'établissement central de Piatigorsk les eaux chaudes de la source Sabanieff.

Un refroidissement plus rapide des eaux minérales chaudes serait encore obtenu en entraînant les vapeurs à la surface des réservoirs par le tirage d'une cheminée d'appel ; mais ce procédé ne réussirait qu'à l'aide d'une ventilation mécanique très-énergique pouvant faire circuler un volume d'air énorme. En effet, si l'on admet le chiffre expérimental de $0^{sag.3}$,1 d'air pour entraîner à l'état de vapeur 3 grammes d'eau dans des conditions moyennes de température d'hygrométrie et de pression, il faudrait mettre en mouvement 215,000 sagènes cubiques d'air, dans une période de dix heures, afin d'enlever par évaporation, sur une quantité de 15,000 védros, le chiffre de 3,780,000 calories, indispensable pour abaisser la température de 37° à 17° R.

L'absence à Piatigorsk d'une distribution d'eau ne peut cependant faire négliger l'étude du refroidissement des eaux minérales au moyen d'une circulation d'eau froide, et voici à cet égard les dispositions particulières qui pourraient être appliquées. Les eaux sulfureuses détériorant avec rapidité les appareils qui servent à leur distribution, il est préférable de faire usage le moins possible de surfaces métalliques. La réfrigération par les eaux froides se ferait à l'aide d'une disposition mixte de réservoirs en maçonnerie, et de tuyaux

1. *Problèmes de la climatologie du Caucase* par STATKOWSKI, ingénieur. Tiflis, 1878.

à mince paroi en fer émaillé ou en cuivre. Des tuyaux en cuivre auront une plus grande durée et seront meilleurs conducteurs pour l'échange des températures; mais les eaux sulfureuses, formant au contact de ce métal des sulfures de cuivre, il importe de protéger les tubes par une couverture extérieure. Le nickelage, malgré son prix élevé, me paraît être à tous égards le moyen le plus sûr à employer. Cette installation prendra d'ailleurs une place assez importante dans l'organisation des établissements pour que l'on y consacre tous les soins et tous les perfectionnements désirables. On peut estimer à 20,880 védros le cube d'eau thermale, refroidie à 17° R., nécessaire pour alimenter d'eau à 27° R., pendant douze heures, les 59 baignoires et les douches des établissements Alexandre III, Ermoloff et Nicolas, ainsi que les piscines des bains tièdes. L'eau de la galerie Ermoloff ayant 37° R., il faut enlever en douze heures cinq millions de calories aux 20,880 védros d'eau thermale, soit 115 calories environ par seconde. Ce résultat ne peut être obtenu qu'avec une circulation pendant le même temps de 21,660 védros d'eau douce froide à 11° R. Ces données fixent à 18$^{\text{sag.2}}$,77 la surface de l'appareil réfrigérant qu'il conviendra d'employer pour arriver à cette solution (pl. n° 14). La construction des réfrigérants en tuyaux de cuivre nickelés, conformément à la figure de la planche n° 14, devra coûter près de 7,200 roubles; et cette dépense me paraît indispensable si l'on désire avoir un bon mode de refroidissement. L'eau douce sortant du bassin à une température de 30° R. pourra être employée au lavage des baignoires et aux bains ordinaires que l'on installera dans l'établissement des bains sulfureux tièdes.

Les services d'eau froide étant assurés par les dispositions générales qui précèdent, il convient à présent d'examiner le débit d'eau thermale nécessaire aux établissements balnéaires. En se reportant à celui des sources chaudes du groupe, donné dans le tableau de la page 27, on obtient les quantités suivantes :

NOMS DES SOURCES.	DÉBIT EN VÉDROS par 24 heures AU MOIS D'AOUT 1882.	TEMPÉRATURE EN DEGRÉS RÉAUMUR.	TEMPÉRATURE MOYENNE.
TOBIEFF	3,322	38°	
SABANIEFF	33,230	37°,5	37°,5
ERMOLOFF	33,230	37°	
TOTAL	69,782		

Sur ce total, il faut distraire 30,000 védros déjà affectés aux 50 baignoires de l'établissement Sabanieff, et l'eau de la galerie Tobieff, dont les bains sont supprimés et que l'on renonce à utiliser à cause de son éloignement : il resterait donc 36,550 védros disponibles pour les nouveaux thermes de Piatigorsk. Le chiffre des baignoires pour cette nouvelle création ne saurait être inférieur à 36°, en y ajoutant celui des bains Ermoloff, construits depuis peu d'années, et 7 baignoires empruntées aux anciens thermes Nicolas, on aurait bien un total de 59 baignoires pour les établissements civils. Les salles restées libres dans les bâtiments Nicolas seraient affectées à des services spéciaux tels que bains de vapeur et d'eau douce, applications électriques et bains de boues qu'il conviendrait peut-être d'introduire dans cette station (pl. n° 17).

D'après ces calculs et ceux qui ont servi à fixer le volume d'eau des bains Sabanieff, on obtient 35,400 védros pour le service journalier de ces 59 baignoires, ce qui représente pour les thermes Alexandre, avec les bains Ermoloff et Nicolas (7 baignoires), une consommation d'eau minérale supérieure de 2,170 védros au débit de la galerie Ermoloff. Si à ce chiffre on ajoute 3,400 védros environ pour le service des douches, des piscines et des bains tièdes, ainsi que cela a été prévu dans l'étude du refroidissement des eaux, on arrive à une différence en moins de 5,000 védros avec le débit de la source Ermoloff indiqué au tableau précédent. Cependant, d'après les renseignements qui m'ont été donnés sur les différents jaugeages faits à cette source, il sera possible d'obtenir ce supplément de débit par l'installation d'une prise plus importante à l'orifice du trou de sonde. Il est donc inutile pour le moment d'amener à ces établissements les eaux de la galerie Tobieff qui resteront comme une ressource éventuelle; l'utilité de dériver le trop-plein de la source Sabanieff ne s'impose pas davantage, à moins que ce ne soit dans un but médical, ou pour amener des eaux refroidies. Ces conclusions, absolument rationnelles, simplifient de beaucoup tous les projets de galeries, telles que celles de la Goriatchaïa-Gora, du Grand Proval, etc., qui avaient été préconisés depuis longtemps, et réduisent à leur plus simple expression la quotité des travaux à entreprendre pour le développement de la station thermale de Piatigorsk. Elles sont du reste conformes à ma pensée qui, dès l'origine, a été de limiter au strict nécessaire les recherches souterraines, entreprises toujours délicates et difficiles, qui changent assez souvent la température et la composition chimique des sources; en matière d'eau minérale, on ne saurait être trop conservateur, et c'est l'esprit qui devra présider à l'exécution du programme général de l'aménagement des eaux du Caucase.

L'établissement des bains tièdes étant dans une période transitoire, rien ne saurait être défini avant le captage des sources qui l'alimentent. J'avais d'abord examiné la possibilité d'un barrage de retenue en aval de la direction des eaux, pour arrêter les épanchements du régime dans l'intérieur du sol, mais après une étude attentive des terrains, presque exclusivement composés d'alluvions, j'ai reconnu qu'un travail de cette nature serait fort aléatoire et ne donnerait qu'une sécurité relative. Les eaux barrées se créeraient sous l'influence de la charge des passages souterrains plus profonds, au-dessous de la retenue, sollicitées qu'elles sont à descendre, par une différence de niveau de plus de 10 sagènes pour arriver au lit de la rivière ; ou bien elles se déverseraient aux extrémités du barrage auquel on ne peut trouver un point d'appui solide et suffisamment étanche. En présence de ces difficultés assez réelles, la recherche des eaux tièdes fut décidée en amont de leur émergence à l'angle de la rue du Laboratoire et au pied des affleurements de la Goriatchaïa-Gora; suivant les indications fournies par les travaux, on devait se reporter à droite ou à gauche de l'axe principal des lignes de fracture et pénétrer plus ou moins profondément dans le travertin.

On fit d'abord quelques sondages d'étude dans lesquels on constata la nature du sol et la présence des eaux minérales, puis on attaqua en recoupement les circulations souterraines par une tranchée perpendiculaire au système des brisures du travertin de la montagne Chaude. Après 4 archines de tranchée, une source débitant 17,000 védros par 24 heures fut mise à jour : elle prenait son écoulement vers la rue Kabardinka. Cette découverte confirma l'excellence de ce mode de recherches, mais les travaux furent arrêtés aussitôt par le saison d'hiver. Quand on eut recoupé cette dérivation inférieure, le débit de la source tiède n° 2 diminua rapidement et finit même par disparaître, ce qui démontra qu'on avait heureusement rencontré un des passages des sources tièdes. Malgré ce résultat, l'état de la question ne permet pas aujourd'hui de statuer sur l'aménagement des bains tièdes sulfureux avant le captage définitif des eaux minérales. Les dispositions intérieures de cet établissement pourront être celles des bâtiments similaires des autres stations; elles comprendront 20 baignoires dont quelques-unes seront affectées à des bains ordinaires, et deux piscines pour l'installation desquelles on empruntera les aménagements des piscines de Kislovodsk (pl. n°s 51 et 52).

Quant aux études, elles devront se continuer par l'approfondissement et l'allongement de la tranchée jusqu'à ce que l'on ait atteint la base du travertin, ou le niveau le plus inférieur des fissures ; puis on fera au droit de chaque source une prise dans la roche, en ayant soin de fouiller le dessous du travertin pour y placer un dallage, ou bien une semelle étanche en béton de ciment. Les émergences ainsi fixées, on les réunira dans un collecteur commun d'où elles seront dirigées aux réservoirs de l'établissement. Après cette opération, l'examen devra se porter sur l'ensemble des pertes que subit le régime dans le voisinage des bains sulfureux tièdes, mais que ces derniers travaux devront vraisemblablement diminuer.

Le captage des sources tièdes sera maintenu au plus près du massif des travertins, en continuant la tranchée principale et en la redressant à ses extrémités en forme d'écran pour englober la pointe de la Goriatchaïa-Gora. Le profil longitudinal de la planche n° 15 donne la disposition du collecteur et de la prise en roche du griffon récemment découvert. L'étendue et la profondeur des tranchées dépendront des indications fournies par les recherches qui, dans cette circonstance, sont d'une très grande simplicité.

La planche n° 16 représente l'étude d'un réservoir pour les bains sulfureux tièdes : il en faudra deux semblables, la contenance totale n'ayant été calculée que pour le service de 20 baignoires. La construction des piscines et leur alimentation restera subordonnée au volume d'eau que produiront les sources n°s 1 et 2 après leur nouveau captage.

Établissements balnéaires. — Les bâtiments affectés aux bains sont en trop grand nombre dans les groupes de Piatigorsk et surtout de Geleznovodsk; on reconnaît que ces installations si multipliées sont le résultat d'une période embryonnaire où le mode d'origine, les propriétés et les applications des eaux minérales sont encore peu connus; mais avec le temps et la pratique médicale, et surtout grâce aux analyses chimiques, le groupement des sources est devenu plus méthodique, et permet aujourd'hui de concentrer les services. Les stations thermales du Caucase doivent désormais occuper une place importante parmi les plus renommées de l'Europe, et ce serait ne pas répondre à l'attente du public qui les fréquente en ne leur donnant pas tous les perfectionnements et les développements qu'elles peuvent comporter.

Les établissements balnéaires qui desservent la station de Piatigorsk sont au nombre de cinq; deux reçoivent l'eau minérale des sources supérieures, ce sont les bains Tobieff et Sabanieff militaire; les trois autres comprennent : les thermes Nicolas et Ermoloff, et le bain des sources sulfureuses tièdes qui sont alimentés ceux-là par la galerie Ermoloff, et celui-ci par les pertes des fissures de la Goriatchaïa-Gora. Ils sont les uns et les autres incomplets ou mal aménagés : les bains Ermoloff, les plus récents, ont une division intérieure qui ne peut se prêter à aucune extension ni modification quelconque; le plan en est irrégulier, et pour une surface relativement grande, ils ne comportent que 16 baignoires. Ils seront conservés tels quels, mais on leur annexera l'hôpital militaire voisin, que l'on transformera en hôtel pour les officiers (pl. n° 21). On aura ainsi une installation d'ensemble fort convenable pour les militaires officiers qui sont envoyés par la Couronne en traitement aux eaux minérales du Caucase.

L'hôpital militaire se replacera avantageusement sur la plate-forme des nouveaux bains Sabanieff, que j'ai figurés, dans le plan de Piatigorsk, au-dessus du faubourg Kabardinka (pl. n° 21). Cet emplacement me paraît devoir être accepté par la commission à cause de sa proximité du centre de la ville, ce qui rendra l'inspection des médecins plus rapide et plus fréquente; puis cette situation au milieu du versant méridional de la Goriatchaïa semble beaucoup moins exposée aux vents violents du nord-est que celle qui avait été proposée pour une même destination dans le rapport de 1875. Aux bains

Sabanieff on aura soin d'ajouter une grande piscine de natation et une caserne pour le logement des soldats. Les anciennes constructions Sabanieff seront démolies, ainsi que celles des bains Tobieff dont le service balnéaire sera reporté aux thermes Alexandre III, édifiés sur la place occupée par le vauxhall (pl. n° 21).

A Piatigorsk, le choix d'une position pour les bains nouveaux, que j'ai appelés thermes Alexandre III, n'était pas indifférent; il devait se trouver dans le périmètre des sources et des promenades, ou bien se rattacher par d'autres points de vue à une position centrale pouvant avantager un quartier de la ville. Trois endroits s'offraient à l'examen : 1° Le square en face du poste d'infanterie, près de la cathédrale ; 2° les terrains de l'extrémité du boulevard, au pied de l'escalier qui conduit à la galerie Élisabeth ; 3° la surface occupée par le vauxhall, bâtiment incommode appelé à une reconstruction prochaine. J'ai adopté ce dernier emplacement, parce qu'il cadrait mieux avec les établissements voisins, dont l'un, les bains Nicolas, peut servir d'annexe pour de nouvelles applications médicales (pl. n° 17). Les autres terrains pourront recevoir également une affectation spéciale et bien conforme à leur situation : ainsi celui du square serait réservé au vauxhall ou casino-théâtre; de nouvelles plantations faites autour de ce monument reconstitueraient la promenade, qui s'étendrait jusqu'au corps de garde; et le terrain situé au-dessous de la galerie Élisabeth servirait à la création d'un jardin qui terminerait la perspective du boulevard (pl. n° 21).

La distribution pratique d'un établissement balnéaire exige d'abord une bonne orientation, la possibilité d'y obtenir les eaux douces et minéralisées avec la pression nécessaire au service des douches, et une évacuation à distance des eaux ayant été employées. Comme distribution intérieure, il convient d'avoir une salle commune (hall) avec bureaux pour la direction, vestiaires et buvette, d'où les baigneurs puissent se diriger dans la section qui leur est affectée. Les deux sections, hommes et dames, doivent être opposées, et posséder chacune : un salon d'attente, une lingerie, des cabinets de consultation, de bains, et d'appareils spéciaux, des salles d'hydrothérapie, d'inhalation et de pulvérisation, et une piscine quand les eaux se prêtent à ce système de médication; à cet ensemble il convient d'ajouter les machines, pompes, chaudières, le chauffage et la buanderie. Ces derniers aménagements trouveront leur place, avec des bains d'eau douce, de vapeur et d'électricité, dans le bâtiment Nicolas qui restera dans son état actuel jusqu'à l'achèvement des nouvelles constructions; mais à ce moment la façade sera mise en harmonie avec celle des thermes Alexandre, et l'intérieur approprié aux différents services qui viennent d'être désignés.

Suivant le plan annexé (pl. n° 17), les thermes Alexandre III comprendraient : un hall pour la réception des baigneurs, d'où l'on accéderait aux salles d'inhalation et d'hydrothérapie (pl. n°s 18 et 19) avec salons d'attente; puis deux spacieuses galeries desservant des cabinets pourvus de piscines particulières et de baignoires.

Il n'est pas nécessaire d'entrer dans le détail des appareils spéciaux, de la distribution des eaux et des diverses combinaisons employées dans les bains à eaux courante pour maintenir une parfaite régularité de la température : dans ce cas la canalisation est coûteuse et compliquée; généralement, on se contente de deux distributions, froide ou tempérée et chaude; d'ailleurs le choix de ces systèmes appartient au conseil médical et à l'administration qui ne peuvent envisager dans cette installation qu'une question de convenance et de budget. Il en est de même des buanderies destinées au nettoyage du linge, qui doivent faire partie intégrante du programme d'amélioration à réaliser dans chaque station. On connaît la tendance du public à ne pas employer le linge appartenant aux établissements thermaux : c'est une répulsion qu'il faudra combattre, en justifiant par l'emploi des systèmes les mieux agencés des soins apportés à sa purification. Quand ce perfectionnement sera obtenu, on interdira dans les bains l'usage du linge particulier, ce qui aurait dû être fait depuis longtemps, car cette tolérance nuit beaucoup à la régularité du service et à la bonne tenue des établissements balnéaires. Je n'ignore pas les essais qui ont été entrepris dans cette voie par M. André de Baykoff, le fermier des groupes; s'il n'a pas réussi, c'est qu'il a eu à lutter contre des habitudes anciennes et des conditions difficiles de main-d'œuvre; mais, du moment où un tarif rémunérateur et un règlement seront imposés aux baigneurs, ces tentatives pourront se renouveler avec des chances certaines de succès. Le lavage du linge des hôtels devra également être fait par les buanderies.

Bains de boues. — L'application des bains de boues pourrait se faire à Piatigorsk : ils sont fort en usage dans certaines stations de l'Italie, de l'Allemagne, et en France à Saint-Amand qui fut célèbre aux XVIIe et XVIIIe siècles. On avait, à cette époque, construit à Saint-Amand des hôpitaux et des salles spéciales pour les blessés des guerres de Flandre et des Pays-Bas. Les stations thermales du Caucase, ayant déjà des établissements réservés à l'armée, posséderaient en plus un système de médication topique, dont on pourrait tirer un excellent parti dans la guérison des affections de la peau, et des maladies articulaires provenant de contusions, chutes, luxations, etc.

Ce traitement par les boues constituerait un adjuvant précieux à l'exploitation des eaux de Piatigorsk. Les sources thermales alcalino-calcaires sulfurées de cette station se prêteront fort bien à un mélange avec les boues alcalines et légèrement ferrugineuses du lac Tamboukan. On transporterait celles-ci dans des réserves qui seraient établies à l'ouest de la Goriatchaïa-Gora, au-dessous des réservoirs Sabanieff, et de là à l'établissement Nicolas en partie transformé pour cette installation nouvelle (pl. n° 17). Des fosses peu profondes, creusées dans le travertin de la montagne Chaude (pl. n° 21), recevraient les boues que l'on revivifierait par un lavage à l'eau minérale prise au trop-plein de la source Sabanieff, et par un séjour prolongé au contact de l'air. Le soufre, que cette source dépose si abondamment quand son eau est oxygénée, les rapprocherait même, pour la composition, de celles qui sont employées avec succès à Viterbe, en Italie.

ANALYSE DES BOUES DU LAC TAMBOUKAN SUR 100 PARTIES		
Résidu insoluble		86,81070
Alumine	Al^2O^3	4,52662
Acide sulfurique	SO^3,HO	3,16720
Chaux	CaO	2,83045
Peroxyde de fer	Fe^2O^3	1,22338
Soude	NaO	0,48855
Magnésie	MgO	0,41257
Chlore	Cl	0,32803
Acide carbonique	CO^2	N'ont pas été dosés
Silice	Si	N'ont pas été dosés
Soufre	S	N'ont pas été dosés

(*Analyse* de M. Fahmine, *de Piatigorsk*.)

Eaux douces. — Toutes les personnes qui se sont consacrées à l'étude de ces stations thermales du Caucase ont été unanimes à proclamer l'urgence d'une distribution d'eau douce. Si un pareil bienfait n'a pas été réalisé jusqu'à ce jour, cela ne tient pas à la pénurie des sources qui, au contraire, sont nombreuses et bien situées, mais à des conditions d'économie et d'opportunité qu'il ne m'appartient pas de rechercher. Actuellement une dérivation est obligée, et je puis affirmer qu'il n'y aura pas une grande amélioration à entrevoir dans la vogue de ces eaux minérales, et peu d'augmentation à espérer dans le nombre des baigneurs qui les fréquentent, si l'administration ne se décide pas à un effort énergique dans ce sens. L'eau douce est un besoin indiscutable pour la propreté et l'hygiène des établissements thermaux, l'entretien des plantations et l'arrosage des promenades. Malgré cette nécessité, je dois dire que, dans aucun groupe, les études ne sont assez avancées pour une telle solution, elle ne sera trouvée que du moment où les sources seront désignées et acceptées. On établira alors, au moyen de nivellements et de profils, les devis de dépenses qui trancheront définitivement la question.

Trois sources ont été proposées pour alimenter la ville de Piatigorsk, ce sont : 1° la source du mont Youtza ; 2° celles du Bechtaou ; 3° la source Zolotouchka, qui est située à la base des pentes méridionales de ce massif.

Source du mont Youtza. — La source du mont Youtza prend naissance au pied de la montagne de ce nom, au contact des systèmes crétacé et tertiaire. Son débit n'a pas été jaugé, mais il est considérable et certainement de plus d'un million de védros par vingt-quatre heures. Elle a une température de 9°,6 R., et marque 14° à l'hydrotimètre; son point d'émergence le plus actif est à environ + 300 sagènes et pour l'amener à Piatigorsk à la cote + 290 sagènes, il faudrait franchir les rivières de la Youtza et du Podkoumok, soit un ensemble de travaux assez dispendieux dont le devis pour la canalisation seule, qui n'aurait pas moins de 11 verstes, s'élèverait à près de 150,000 roubles. Son abondance la place au premier rang pour l'alimentation de la ville; mais en raison du titre hydrotimétrique, qui est plus élevé que celui des sources du Bechtaou, des dépenses qu'exigeront les terrassements d'un seuil à franchir entre les deux rivières, et de la traversée de ces cours d'eau, il convient d'examiner les avantages que peuvent offrir les autres dérivations.

Sources du Bechtaou. — Le Bechtaou se compose de cinq pitons principaux qui lui ont fait donner le nom de Bechtaou (en tartare : montagne des Cinq-Têtes); il est couvert de neiges pendant une partie de l'année, et les profondes anfractuosités qui séparent ses différents pics sont favorablement disposées pour la réception des eaux. Sur ses flancs, garnis de débris de roches éruptives et de couches sédimentaires, apparaissent de nombreuses sources, moins abondantes que celles du mont Youtza, il est vrai, mais pouvant encore fournir un volume d'eau important, remarquable par sa fraîcheur et sa qualité.

PIATIGORSK

Sources du mont Bechtaou, versant sud [1]

SOURCES.	COTE DU SOL EN SAGÈNES.	DÉBIT EN VÉDROS PAR 24 HEURES.	TEMPÉRATURE RÉAUMUR.	DEGRÉ HYDROTIMÉTRIQUE
N° 6	+ 427,01	17,280	7°	4,08
N° 7	+ 388,76	28,770	7°	5,5
N° 8	+ 370,30	21,600	7°5	6,25
N° 9	+ 352,15	21,600	8°	10,00
N° 10	+ 319,00	»	»	»
N° 11 [2]	+ 268,84	34,560	8°	55,29

1. Observations faites au mois de juillet 1882 et communiquées par le service des eaux.
2. Zolotouchka.

Deux groupes principaux de sources s'y remarquent, l'un orienté du côté de Geleznovodsk, et l'autre dans la direction sud faisant face au Podkoumok; ce dernier est détaillé dans le tableau ci-dessus :

L'examen de ces sources (pl. n° 20) fait connaître la relation qui existe entre l'altitude et la qualité des eaux. Ce sont les sources les plus hautes, celles qui sortent directement des fissures des microgranulites, qui ont le titre hydrotimétrique le plus faible, tandis que la source n° 9, située à 75 sagènes au-dessous de la première, à la limite de contact des affleurements tertiaires, accuse un degré supérieur.

Les quatre sources nos 6, 7, 8 et 9, que des travaux de dégagement devront améliorer, donnent à la cote la plus basse (+ 352 sagènes), un volume de 89,250 védros par vingt-quatre heures. En y ajoutant la source n° 10, dont le faible débit n'a pas été jaugé, la cote de réunion des sources descendrait à + 314 sagènes, après réserve faite de 5 sagènes pour la dénivellation de ce dernier point d'émergence. Le réservoir de distribution de la ville de Piatigorsk étant placé à la cote + 290 sagènes, on aurait donc toute la pression nécessaire, pour faire circuler dans une conduite de 1,810 sagènes de longueur et d'un diamètre de 0sag.,061 la quantité de 89,250 védros que fournissent les quatre premières sources. Cette conduite serait portée à 0sag.,070 en prévision d'une augmentation de 25,000 védros qui pourrait être obtenue à la suite des travaux de captage.

De la cote + 290 sagènes, niveau des terrains avoisinant le cimetière, on desservirait la ville, les nouvelles casernes, le parc compris entre les galeries Élisabeth et Michel et la butte du Drapeau, point culminant de ces promenades. Une conduite partant de la cote + 285 dirigerait ensuite les eaux sur la promenade du Grand Proval et aux anciens bains militaires de Sabanieff.

Les sources étant groupées sur une assez faible étendue de terrain, on les réunirait par des conduites en fonte et de petits aqueducs à un bassin collecteur placé à la cote + 314 sagènes, et de là au réservoir central (pl. n° 20). La canalisation de 1,810 sagènes en tuyaux de fonte de 0sag.,070 de diamètre intérieur ne coûterait pas plus de 30,000 roubles environ, chiffre bien inférieur à celui de la première dérivation. Les travaux d'aménagement au delà du réservoir collecteur établi à + 314 sagènes seraient également bien moins coûteux que ceux de même nature nécessités pour la Youtza, dans la traversée du Podkoumok et le passage du seuil qui les sépare. Ces conditions économiques recommandent le deuxième projet à l'attention de la commission des eaux minérales. Quoique l'origine des sources du Bechtaou ne soit pas la même qu'au mont Youtza, il n'y a pas d'inquiétude à avoir sur leur permanence, tant que les bois qui couvrent en partie ce massif seront conservés et entretenus : le climat de cette région est assez humide pour alimenter pendant une grande partie de l'année les fissures qui forment dans la roche les réservoirs souterrains des eaux pluviales. Le débit a donc toutes les chances de se maintenir; les jaugeages qui ont été déjà faits sont du reste une garantie pour l'avenir, mais par précaution on devra les renouveler avant d'entreprendre les travaux définitifs de captage.

Le volume de 89,250 védros débité en vingt-quatre heures par les sources du Bechtaou paraît suffisant pour l'alimentation des établissements balnéaires et de la ville de Piatigorsk qui possède une population d'au moins 15,000 âmes. En supposant 4 védros par habitant pour la consommation journalière, on obtient 60,000 védros auxquels il faut ajouter : 1° le service des bains et de l'hydrothérapie, estimé à 7,000 védros; 2° la réfrigération de l'eau thermale chaude par l'eau douce, si l'on renonce à employer le mode proposé pour les bains Sabanieff, soit 21,000 védros; 3° l'arrosage chaque jour d'une surface de promenades correspondante à environ 2,000 sagènes carrées, à raison de 1 védro par sagène, soit 2,000 védros. Ensemble, un total de 91,000 védros qui se rapproche de celui de 89,250 védros débité par les sources n°s 6, 7, 8 et 9, qui ne sont pas encore aménagées.

Source Zolotouchka. — La source Zolotouchka est le troisième projet (pl. n° 20) qui a été proposé. Elle émerge des marnes blanches tertiaires qui recouvrent les marnes bleues éocènes, par des fissures orientées dans la direction N.-E. La température de l'eau est de 8° R. et le débit atteint 34,560 védros par vingt-quatre heures; mais son écoulement à + 268 sagènes ne permettrait pas de la conduire dans les promenades hautes de la galerie Élisabeth, et pour l'usage domestique elle présenterait l'inconvénient d'être moins pure que les précédentes (55° à 59° à l'hydrotimètre). Aussi devra-t-on l'écarter du projet d'alimentation de la ville, mais elle pourra cependant être utilisée à des services d'arrosage et de voirie principalement dans le faubourg Constantinogorskaïa, dont elle n'est séparée que par une distance de 3,900 sagènes.

Source Zolotouchka (N° 11)

ANALYSE

RÉSIDU FIXE EN GRAMMES par litre.	ACIDE SULFURIQUE SO^3,HO.	CHLORE Cl.	CARBONATES ALCALINO-TERREUX CaO,CO^2, MgO,CO^2.	MAGNÉSIE ET CHAUX MgO, CaO.
1,16000	0,47360	0,04736	0,22125	Assez abondantes.

Promenades. — Les parcs et promenades seront un complément des plus utiles pour la ville de Piatigorsk et devront être l'objet de soins particuliers.

Ces créations (pl. n° 21) consisteront dans l'établissement de chemins carrossables et de sentiers, rattachant entre elles les promenades existantes du pavillon d'Éole, de la Goriatchaïa et du Grand Proval. Le parcours, de la ville à la galerie Élisabeth et au Grand Proval est le seul à peu près fréquenté : il faudrait le continuer par une route faisant le tour de la Machouka, avec un embranchement, ouvert près du Grand Proval, qui descendrait rejoindre la route du Podkoumok (pl. n° 5). Entre la galerie Élisabeth et le Grand Proval, un chemin conduirait aux emplacements projetés des réservoirs et bains militaires Sabanieff, et reviendrait par le versant sud de la montagne Chaude à la rue Kabardinka. Les nouveaux thermes construits à l'emplacement du vauxhall seraient de leur côté, réunis à la galerie Élisabeth, au moyen d'une rampe douce faisant suite à celle qui mène à la plate-forme des anciens bains Alexandre, qui ont été démolis en 1874. Le parc Emmanuel, amélioré et dessiné, posséderait aussi une voie de communication, suivant à peu près le vieux chemin qui serait redressé pour aboutir d'un côté à la ville, et de l'autre au Grand Proval. En dehors de ces tracés généraux, on devra multiplier autant que possible les sentiers se reliant aux kiosques et aux pavillons de repos, dont la position est tout indiquée sur les points culminants et avancés, vers l'ouest, du parc Emmanuel et du mont Chaud. Des dispositions analogues seront prises autour du Grand Proval, un peu en arrière, au bord du plateau qui domine le point de vue si remarquable de la chaîne du Caucase et de la stanitza Goriatchevodskaïa.

La plate-forme des anciens bains Alexandre pourra être garnie de bancs et ornée d'une colonnade avec portique; c'est une situation qu'il convient d'aménager à cause de sa proximité des bains. Le vauxhall, reporté au square de la ville, sera entouré de promenades qui s'étendront jusqu'au poste d'infanterie; ce dernier point, transformé en esplanade, recevra la statue que la ville désire élever au poète Lermontoff. La construction des nouveaux bains devant se faire sur l'emplacement du vauxhall, on installera provisoirement ce refuge indispensable aux baigneurs dans la maison Oupton, dont on fera l'achat ou la location. C'est une des plus agréables positions de Piatigorsk, jouissant d'un panorama complet de la ville et de la vallée du Podkoumok. Ses abords étant dégagés, on y accédera par une route carrossable, et plus tard, quand le vauxhall sera rétabli au centre du square, on convertira cette maison en hôtel.

Il est à remarquer en terminant que Piatigorsk, malgré son importance, possède des hôtels moins confortables que les stations d'Essentouky et de Kislovodsk, et cependant cette localité est la plus considérable et la plus recherchée du groupe des eaux minérales du Caucase.

GELEZNOVODSK

Description, géologie. — Le groupe de Geleznovodsk (eau de fer) ne le cède en rien à celui de Piatigorsk pour l'abondance de ses sources et leur thermalité sous-groupe de l'ouest : galeries n°s 1 et 2, 33° à 34° R.; sous-groupe de l'est : Tranchée n° 2 et sources Griaznouchka, 32° à 35° R.). La roche émissaire des eaux minérales est un porphyre pétrosiliceux analogue aux microgranulites des dykes qui entourent le mont Bechtaou, et qui ont soulevé les masses minérales crétacées et tertiaires des monts Youtza et Machouka. La Geleznaïa-Gora (montagne de fer), entièrement formée de cette roche éruptive, n'est séparée du massif du Bechtaou que par une dépression étroite où prend naissance la petite rivière Geleznaïa.

Les sources thermominérales sont nombreuses dans cette station : elles ont deux foyers principaux, l'un sur le versant sud, qu'elles contournent un peu à l'est (pl. n° 23), l'autre sur celui du nord, où se rencontrent les sources minérales froides Emmanuel et Kégam. Leur apparition à la surface du sol est masquée par des lambeaux de marnes tertiaires, relevés jusqu'à la cote + 310 sagènes; ces terrains, remaniés avec des débris de roche, constituent les alluvions des pentes. Puis des travertins ferrugineux, produit naturel des sources, les recouvrent sur de grandes étendues.

La faible épaisseur de ces dépôts récents a permis d'atteindre les eaux minérales au moyen de galeries ou de sondages peu profonds, et de constater leurs points d'émergence au milieu des porphyres pétrosiliceux de la montagne de Fer. Elles circulent aussi bien dans les alluvions des pentes que dans les travertins, mais leur minéralisation et leur thermalité y subissent des modifications essentielles : on voit en effet les eaux chaudes du sommet devenir tempérées dans la partie médiane, et froides au pied du versant ; c'est un phénomène à peu près de même nature que celui qui produit par dérivation souterraine les sources sulfureuses tièdes de Piatigorsk. La coupe en travers du sous-groupe de l'est (pl. n° 31) met en évidence la superposition des différentes couches que nous venons d'énumérer et laisse ainsi entrevoir les fonctions qu'elles remplissent dans la conduite des eaux minérales.

La station de Geleznovodsk a été partagée en deux sous-groupes : cette distinction a sa raison d'être tant par l'orographie du sol que par sa composition géologique. Dans le sous-groupe de l'est, les alluvions des pentes occupent dans la stratigraphie des dépôts modernes une place plus importante (pl. n° 23) que dans le sous-groupe de l'ouest, où le lieu d'origine des eaux minérales est en majeure partie recouvert par des marnes éocènes et des travertins ferrugineux ; c'est aussi de ce côté où la pente du terrain est la plus rapide, et l'altitude des sources la plus élevée (+ 300 sagènes environ). Pour simplifier l'examen de Geleznovodsk, j'ai conservé la division en deux sous-groupes, mais je dois ajouter que les eaux ont une origine commune, et des rapports à peu près identiques de composition chimique et de température.

Les deux foyers d'émergence principaux sont isolés sur le versant sud de la montagne de Fer par une sorte de promontoire, également en porphyre pétro-siliceux, qui forme en cet endroit un point de partage avancé vers le vallon de la Geleznaïa. Cet accident géologique est représenté sur les planches n°s 22 et 23 par la coupe n° 11, qui passe suivant une direction N.-N.-E. par les sources Griaznouchka, et fait voir en même temps la différence d'altitude des travertins. Mais l'intervalle figuré entre la butte de l'Archevêque et la montagne de Fer ne se continue pas en amont, comme il est facile de s'en rendre compte en se reportant au plan géologique (pl. n° 23).

Le sommet de ce pointement de roche est recouvert par un amas de travertin qui s'étend au pied du pavillon dit de l'Archevêque ; ce dépôt, le plus ancien sur le versant méridional de la Geleznaïa-Gora, indique un centre d'émergence d'eau thermale dont l'écoulement a cessé, soit par l'obstruction, soit par le resserrement des conduits souterrains. Aucune des cartes qui m'avaient été remises n'en faisait mention ; il présentait cependant un assez vif intérêt à cause de la proximité des sources Mouravieff et Marie, dont le captage était en principe décidé, et qui elles-mêmes ont leur origine dans le travertin. J'ai donc cherché à établir une corrélation entre celui-ci et le dépôt de la butte de l'Archevêque, et je fus amené à reconnaître qu'il ne pouvait y avoir entre eux aucun rapport par suite des différences d'altitudes.

On pouvait encore supposer un phénomène de dénudation qui aurait enlevé le travertin de la butte sur le faible espace qui le sépare de celui des sources, mais la limite qu'il trace sur le sol marque une division bien accusée (pl. n° 23). Enfin, si l'on observe la composition de la roche, surtout à l'extrémité ouest, on voit que son facies est différent : le calcaire est moins ferrugineux, d'une densité plus grande, et paraît un peu siliceux ; ce sont là les caractères propres aux travertins anciens de la région, tels qu'on peut les voir sur la Machouka, au S.-E. du grand Proval. Le travertin du sous-groupe de l'ouest au contraire se rencontre quelquefois à l'état friable, et, la pente étant plus rapide dans cette partie de la montagne, les dépôts se sont formés principalement à la base et dans la dépression qui sépare Geleznovodsk du mont Bechtaou.

Un troisième massif de travertin étagé sur le versant du sous-groupe de l'est joue un rôle plus actif dans la distribution des eaux, il est de même nature que le précédent et n'a pas moins d'importance : aussi ai-je pris ce sous-groupe comme type de cette étude, et, pour en faciliter l'explication, je l'ai divisé en trois zones principales, basées sur la température et sur quelques concordances dans les phénomènes de minéralisation.

SOUS-GROUPE DE L'EST

Au premier abord, cette classification paraît avoir l'inconvénient de compliquer la nomenclature des sources; mais elle m'a semblé être si rationnelle et si conforme aux caractères généraux qui distinguent les points d'émergence qu'elle aide, au contraire, à en saisir plus rapidement les relations. J'ai donc, sur ces principes de thermalité, séparé le sous-groupe de l'est en trois sections :

1° Les sources froides nord et sud, ayant une température de 0° à 20° C. (0° à 16° R.);

2° Les sources tempérées, comprises entre 20° et 30° C. (16° à 24° R.);

3° Les sources thermales, proprement dites, nord et sud, dont la température excède 30° C. (24° R.).

En examinant sur la carte ce groupement par degrés de température (pl. n° 24), on voit que la source Bariatinsky fait seule exception dans les eaux froides; mais cette anomalie ne peut, à mon sens, détruire l'ensemble de la classification. L'analyse qualitative et quantitative apporte une conclusion de plus à ces données générales : en prenant les sels ferreux déterminés dans les analyses faites au laboratoire de Piatigorsk, on remarque que la proportion de fer sous forme de carbonate de protoxyde concorde avec l'abaissement de la température, ainsi que l'indiquent les tableaux (p. 51).

Ces comparaisons démontrent que les substances minérales ne sont pas uniformément réparties dans les trois catégories de sources, ce qui facilitera leur groupement par séries en vue d'une balnéation concentrée dans un établissement principal, contrairement aux tendances qui en ont spécialisé l'usage. Les mêmes procédés de captage et de dérivation pourront alors leur être appliqués, tout en tenant compte, bien entendu, du mode de gisement et de circulation souterraine propres à chaque catégorie.

Avant de passer à l'examen des sources et de leur aménagement, je dois établir les conditions du programme exigé pour le sous-groupe de l'est. Le but à atteindre est premièrement d'amener l'eau des sources dans un bâtiment central, pouvant suffire à toutes les exigences des services médicaux. Ce qui existe à Geleznovodsk n'est nullement en rapport avec l'importance de la localité; le goût du confortable, ainsi que les progrès réalisés par la médecine dans les applications multiples des eaux minérales, imposent à notre époque l'obligation de répondre à toutes ces nécessités, et d'y pourvoir largement : les anciens bains devront donc disparaître pour faire place à une seule construction aménagée suivant les règles de l'art.

La deuxième question a rapport à l'aménagement des sources thermales pour le service de l'établissement balnéaire dont la consommation d'eau est assurée, car les sources Griaznouchka et celle de la Tranchée n° 2 excèdent à présent les besoins, leur débit dépassant 13,600 védros par vingt-quatre heures; de plus, à la suite des essais de pompe que j'ai fait faire dans les sondages d'étude, on a constaté qu'on pourrait arriver en abaissant le niveau d'émergence de ces deux sources à un total de 46,000 védros.

Enfin le troisième point et le plus essentiel consiste dans l'approvisionnement d'eaux froides, douces ou minéralisées, pour mitiger la température des sources chaudes. Cette solution s'obtiendrait en refroidissant l'eau thermale, dans des bassins, comme cela a lieu aux bains militaires du sous-groupe de l'ouest, ou bien avec des réfrigérants alimentés par des eaux froides, mais le desideratum serait de capter des eaux minérales froides à l'état naturel, qui conservent beaucoup mieux dans cette condition leurs qualités médicales. C'est dans cette voie que j'ai fait converger les travaux d'études de ce groupe, et je me crois autorisé à dire que l'on est arrivé à la solution désirée.

Sources chaudes de la Tranchée n° 2 et Griaznouchka. — Les sources chaudes sont celles qu'il faut aménager les premières, puisqu'elles donnent naissance aux eaux tempérées et froides. Leur position près des porphyres, en amont du sous-groupe, et la faible distance qui les sépare, m'ont conduit à rechercher si l'on pourrait, comme au sous-groupe de l'ouest, les capter sur la roche, et, en même temps, si elles ne se trouvaient pas en relation intime comme température et comme débit. Dans une réunion qui eut lieu sur le terrain avec Son Excellence le général Svistounoff, je décidai que l'on placerait un trou de sonde au centre du griffon de la Griaznouchka supérieure, et que ce sondage vertical aurait pour objet l'étude du sous-sol, la découverte de la roche émissaire, visible en affleurement à une dizaine de sagènes au-dessus, et des essais comparatifs de débit.

Le premier forage entrepris sur le griffon traversa d'abord les alluvions des pentes, la marne éocène remaniée et la marne en place, jusqu'à la profondeur de $4^{sag.}$,22, sans accuser la présence des porphyres (pl. n° 25). Ces premières indications, jointes à celles relevées en amont au sondage n° 4, démontrèrent que l'on aurait une assez grande distance à franchir pour les rejoindre.

Le travail fut donc suspendu et reporté plus au nord au sondage n° 5 (+ $298^{sag.}$,24) sur le point le plus rapproché des affleurements de la roche éruptive. Ce dernier trou de sonde poussé jusqu'à la profondeur de $9^{sag.}$,70 dans la marne éocène n'indiqua pas non plus la position du rocher, mais les renseignements qu'il a fournis sont consignés dans la coupe n° 12 (pl. n° 25), et ils laissent entrevoir quelques difficultés d'exécution dans le captage des sources chaudes. Le sondage n° 5 montre le plongement brusque de la roche porphyrique; car on avait établi les premières hypothèses de sa rencontre sur les affleurements qui existent à peu de distance en amont. Quelques relevés de forages déjà anciens, comme les nos 1 et 2, me furent communiqués par MM. les ingénieurs des mines : ils figurent avec les cotes qui ont été données, et permettent de prolonger la coupe jusqu'à la buvette de Griaznouchka, située à la naissance du travertin.

L'ordre de superposition des terrains qui entrent dans la composition du sous-sol, est également bien visible dans la coupe n° 12. La marne éocène, remaniée à la surface, est recouverte par des argiles plastiques bleuâtres mélangées à des débris de microgranulite. Une galerie exécutée en vue de traverser toutes ces couches pour atteindre la roche, ainsi que cela a été proposé, ne paraît pas être le travail qu'il conviendrait d'entreprendre immédiatement pour recouper la source, puisque sa situation n'a pu être définie malgré le sondage n° 5, profond de 10 sagènes environ.

Si même cette entreprise coûteuse ne conduisait qu'à la rencontre des eaux dans les marnes, elle resterait encore en dehors du but qu'on aurait espéré atteindre, étant donné l'abondance des eaux thermales. On pourrait fixer par de nouveaux forages le point d'attaque et la longueur de cette galerie destinée à rejoindre la roche éruptive; mais, dans l'état actuel de nos connaissances, on peut déjà l'estimer comme devant être placé à la cote + 284 sagènes, c'est-à-dire à plus de 4 sagènes en-dessous de l'émergence des Griaznouchka. Or, il est facile de se faire une idée des difficultés que l'on rencontrerait pour creuser ce souterrain (pl. n° 25) en remarquant que l'on aurait comme toit, sur une épaisseur moyenne de 8 sagènes, la marne éocène et les alluvions traversées par un courant d'eau minérale chaude, dont l'appel se ferait insensiblement par suite de la position de l'ouvrage situé à un plan bien inférieur aux écoulements actuels. Sans vouloir entrer dans le détail des boisages et des maçonneries qui seraient nécessaires pour assurer la réussite d'un pareil travail, l'objection la plus sérieuse contre son exécution, c'est qu'il produirait certainement l'abaissement et même la suppression des sources tempérées et froides. Une dénivellation qui nécessiterait le départ d'une galerie de recherche recoupant toute la pente, à la cote de + 284 sagènes, ferait disparaître les émergences qui seraient au-dessus de cette cote. Je n'ai donc développé ces considérations que pour démontrer l'inutilité de cette conception, praticable au sous-groupe de l'ouest, mais qui devient sinon impossible, du moins fort compliquée pour le captage qui nous occupe.

Une tranchée, transformée ensuite en galerie et recouverte par les déblais, me semble de beaucoup préférable. En l'exécutant à un niveau assez élevé, on aura toujours la facilité de restituer les eaux chaudes à la circulation souterraine qui crée les sources tempérées et froides de la partie moyenne et inférieure du sous-groupe. Le travail serait plus praticable, car il consisterait à enlever le travertin, les terrains d'alluvions et la couche peu épaisse en cet endroit des marnes remaniées à travers lesquelles sort le griffon d'eau minérale. On adopterait comme principe de déniveler les sources de 2 sagènes et demie, les jaugeages faits dans les sondages de la Griaznouchka et de la Tranchée n° 2 ayant donné des débits de 17,280 et de 28,800 védros pour un abaissement de niveau de 2 sagènes environ.

Pour diminuer la longueur de l'ouvrage et asseoir la façade de la galerie, on ferait suivant la pente du terrain une entaille qui ne dépasserait pas 2 sagènes et demie de profondeur au-dessous du sol actuel (+ 288 sagènes environ. Pl. n° 26); puis la tranchée serait ouverte avec banquettes pour le rejet des terres et disposée de manière à recevoir un boisage provisoire. On atteindrait ainsi le griffon autour duquel on tracerait une enceinte de protection englobant toute la surface apparente de l'émergence des sources (pl. n° 27). Le sol de la tranchée serait ensuite recouvert d'une chape épaisse de béton, avec deux rigoles près de l'aplomb des pieds-droits d'une voûte que l'on construirait à découvert jusqu'à l'enceinte dégagée préalablement, les boisages étant retirés au fur et à mesure de l'avancement. Arrivé au griffon, on établirait un cadre de pilotis et de palplanches pour former l'assiette et le périmètre du captage; en raison de la faible résistance probable des terrains en cet endroit, les pilotis et les palplanches, battus plus ou moins profondément, seraient reliés par des traverses moisées et boulonnées. Sur ce cadre l'on ferait un béton noyant la tête des pieux, et l'on édifierait un mur fortement relié aux angles, dont la tête s'arrêterait à 2 sagènes au-dessus du plan de la galerie. Pour diminuer le poids que les maçonneries exerceraient sur les fondations, on ne fermerait l'enceinte que par une construction légère avec toiture démontable. Ce dernier détail n'est pas à négliger, car, dans un délai qu'il est impossible de prévoir, il se peut que l'on reconnaisse la nécessité absolue d'abaisser une seconde fois le niveau de ces sources; c'est alors que l'on aura toutes les facilités d'accès possibles si l'enceinte peut se découvrir aisément. La galerie resterait un plan fixe, et l'abaissement du niveau d'émergence s'obtiendrait par un siphon placé dans une des rigoles.

Je ne suppose pas l'emploi du siphon, dont j'ai d'ailleurs parlé dans un rapport succint avant ma visite aux groupes, indispensable pour les premiers travaux de Geleznovodsk, parce que le dérasement de 2 sagènes et demie me paraît suffisant pour obtenir le débit utile au service des établissements. Cependant on réservera sa place dans le radier de la galerie, ce qui permettra d'en faire l'application au moment voulu ; cet appareil fonctionne généralement bien, mais dans les eaux minérales gazeuses, il nécessite quelques précautions accessoires assez minutieuses; il donnera en tout cas un moyen rapide d'abaisser le niveau des sources.

Pour les premières recherches, on se contentera de draguer un peu les marnes, puis de dégager la venue des eaux dans le périmètre du griffon en facilitant leur ascension à travers le terrain par des trous de sonde.

Le sondage n° 3, qui a été abandonné, serait alors repris, pour être descendu, si cela est possible au contact de la roche; suivant les résultats obtenus, on ferait d'autres forages dans l'enceinte des sources, de manière à multiplier les ouvertures par où les eaux puissent s'élever sans avoir à vaincre la résistance des marnes.

La partie supérieure de ces trous de sonde serait garnie de deux tubages dans l'espace annulaire desquels on ferait un coulage de sable et de ciment. Plusieurs sondages sont indiqués pour le cas où l'eau minérale n'aurait pas été captée dans un seul orifice, parce qu'il est possible qu'elle s'épanche à travers le terrain par de nombreuses fissures; en exécutant ces sondages à des profondeurs variables, on recoupera plus sûrement ces différentes circulations souterraines.

Il est à remarquer que les sources minérales sourdent aussi bien au fond qu'à l'entrée de la tranchée des Griaznouchka : cela indique la tendance qu'elles ont à se créer une direction ascensionnelle plus oblique, et même parallèle au versant. Les petits sondages qu'il sera indispensable de faire pour tracer définitivement le radier de la nouvelle tranchée démontreront probablement que le griffon principal a un centre unique, et qu'en trouvant une issue horizontale dans les terrains meubles de la surface, il va rejaillir un peu plus loin à une température de 35°,2 R.

Si cette dérivation a lieu, on ramènera la face de l'enceinte plus en avant; mais si la position des sources du fond est bien déterminée, on enfoncera les palplanches à l'extrémité de la galerie sur la face du parallélogramme qui devra les entourer. Le battage des pieux et des palplanches dans ces couches compressibles sera fait à petits coups, avec charge ou pression, si cela est possible, pour la traversée des parties tendres, car le refoulement des marnes pourrait amener un étranglement des fissures qui conduisent les eaux, et arrêter leur écoulement.

On aura soin également d'approfondir l'intérieur de l'enceinte, pour faciliter le déplacement des marnes, et faire converger les eaux dans cette excavation artificielle. Les sondages verticaux précédant le battage des pieux assureront l'ascension du régime, et devront le préserver d'un changement de direction. On examinera du reste, au cours des travaux, la méthode à suivre pour remédier aux accidents qui pourront survenir. Dans les expériences qui ont été faites sur les eaux chaudes, il a été reconnu qu'en pompant sur une des sources, le niveau de l'autre ne subissait aucune influence. Ainsi, le griffon de la Griaznouchka a fourni un volume correspondant à 28,000 védros par vingt-quatre heures sans que la source de la Tranchée n° 2 ait accusé la plus petite dénivellation. Le même essai répété dans le tubage qui amène par voie ascensionnelle l'eau de la Tranchée n° 2, n'a produit également aucune variation sur la Griaznouchka ; on déversait 17,280 védros par vingt-quatre heures, et l'abaissement du niveau statique n'était que de 2 sagènes environ. Dans l'état normal, la Tranchée n° 2 donne un débit un peu inférieur à la source Griaznouchka ; elle lui est, du reste, supérieure de 0$^{sag.}$,70. Si donc ces essais n'ont pas sensiblement changé le débit des sources, il en sera de même si l'on abaisse par des tranchées leur plan d'écoulement ; les rapports seront conservés et ce sont les conditions qu'il faudra maintenir.

La Tranchée n° 2, ouverte à la même cote que la source Griaznouchka, ne donnera, en raison de la pente du terrain qui est plus accentuée en cet endroit, qu'une longueur de 20 à 25 sagènes, dont la moitié environ à ciel ouvert (pl. n° 26) ; et d'après la coupe n° 14, on voit qu'elle restera presque constamment dans les alluvions des pentes.

Dans le sondage d'étude qui a été fait au fond de la Tranchée n° 2, on croit avoir découvert la roche éruptive : la sonde a rencontré les porphyres pétrosiliceux, à 2$^{sag.}$,37, puis la marne jusqu'à 6$^{sag.}$,78, profondeur à laquelle on a retrouvé le porphyre.

La première roche, à 2$^{sag.}$,37, devait être un bloc éboulé du sommet de la montagne et enfermé dans les alluvions, ou bien une saillie rocheuse semblable à celle rencontrée à la galerie n° 2 du sous-groupe de l'ouest (pl. n° 34). On aurait dû continuer le sondage au-dessous de 6$^{sag.}$,78, afin d'arriver à une certitude ; il y a toutefois des chances sérieuses pour que l'on soit ici sur la roche émissaire ou bien très-près de son contact. La température de l'eau, qui est de 41° R., le fait également supposer, car elle est plus élevée que celle des Griaznouchka, qui marquent seulement de 34° à 35° R. Il faut ajouter que, pour celles-ci, l'eau n'est point conduite par un tubage : les sources arrivent au sol à travers les marnes et les alluvions, ce qui doit diminuer leur thermalité. Dans la Tranchée n° 2, les dispositions générales des constructions resteront les mêmes que pour le captage des Griaznouchka, sauf l'enceinte, qui sera plus petite, l'eau minérale émergeant d'un point unique.

En présence du débit des sources Griaznouchka qui suffira largement à l'alimentation d'un établissement de 50 baignoires, on se demande s'il est nécessaire d'entreprendre la seconde galerie avec la perspective de voir les travaux inutilisés

GELEZNOVODSK. — SOUS-GROUPE DE L'EST

TABLEAU I

SOURCES DU SOUS-GROUPE DE L'EST classées par degrés de température.			TEMPÉRATURE en degrés Réaumur.	DÉBIT ACTUEL en védros par minute.	DÉBIT ACTUEL en védros par 24 heures.	RÉSIDU fixe en grammes par litre.	SULFATE de potasse KO,SO^3	SULFATE de soude. NaO,SO^3	CHLORURE de sodium. $NaCl$	CARBONATE de soude. NaO,CO^2	CARBONATE de chaux. CaO,CO^2	CARBONATE de magnésie. MgO,CO^2	CARBONATE de protoxyde de fer. FeO,CO^2	SILICE. SiO^2
SOURCES chaudes	du Nord	Source de la Tranchée n° 2.	41°»	4,00	5760	2,88000	Voir le Tableau II							
		Griaznouchka supérieure.	35°2	5,45	7843									
		Griaznouchka inférieure.	35°»	»	»	2,83400	0,03293	1,24779	0,44133	0,17781	0,71400	0,14151	0,00543	0,04270
	du Sud	Sources nos 5 et 6.	29°2	»	»	2,69800	0,03317	1,17265	0,41507	0,18637	0,70660	0,14498	0,00688	0,04028
		Mouravieff chaude.	32°8	»	»	2,76800	Voir le Tableau II.							
		Source Marie.	27°»	1,80	2600	2,67220	0,05543	1,10334	0,39992	0,19021	0,73135	0,15449	0,00615	0,02252
SOURCES tempérées	du Nord	Ivanovsky.	24°»	0,63	900	2,91200	Voir le Tableau II							
		Source Michel.	17°»	1,27	1829	2,54730	0,04527	1,00931	0,34504	0,21644	0,71906	0,16241	0,00977	0,05032
		Source n° 10.	18°8	0,30	400	2,87900	0,02113	1,23123	0,42091	0,16717	0,81778	0,14744	0,01086	0,02828
		Bariatinsky.	19°»	1,62	2333	2,80000	0,06382	1,15689	0,51421	0,13975	0,79600	0,12789	0,01243	0,03490
SOURCES froides	du Nord	Source n° 8.	10°5	0,20	300	2,66503	0,06832	1,10220	0,39418	0,14478	0,75556	0,14311	0,00253	0,03032
		Source Zavadovsky.	13°6	3,50	5048	2,68800	»	1,06030	0,39730	0,38020	0,84080	»	0,01147	»
	du Sud	Mouravieff froide.	15°8	1,08	1555	2,65000	»	1,02490	0,42070	0,43910	0,78570	»	0,00785	»
		Mouravieff vieille.	8°9	»	»	2,54600	»	»	»	»	»	»	»	»

TABLEAU II

SOURCES DU SOUS-GROUPE DE L'EST classées par degrés de température.			RÉSIDU fixe en grammes par litre.	ACIDE sulfurique. SO^3,HO	CHLORE. Cl	CARBONATES de potasse et de soude. $KO,CO^2—NaO,CO^2$	CARBONATES de chaux et de magnésie. $CaO,CO^2—MgO,CO^2$	CHAUX. CaO	MAGNÉSIE MgO	PROTOXYDE de fer. FeO	ACIDE CARBONIQUE CO^2 combiné.	ACIDE CARBONIQUE CO^2 libre.	ACIDE CARBONIQUE CO^2 total.
Sources chaudes	du Nord	Source de la Tranchée n° 2.	2,88000	0,67467	0,28208	0,52902	0,74298	0,38487	0,05981	0,005220	0,54168	»	»
	du Sud	Source Mouravieff.	2,76800	0,64618	0,31969	0,35268	0,54898	0,36749	0,06521	0,002300	0,38790	0,03142	0,80722
Sources tempérées	du Nord	Source Ivanovsky.	2,91200	0,70764	0,28417	0,48902	0,61553	0,42351	0,06314	0,001337	0,59044	0,23756	1,41844

Nota. — Les analyses du Tableau II n'ont pas été mises dans le Tableau I à cause de la disposition différente que leur a donnée M. le chimiste Fahmine.

ou sans emploi immédiat. Les essais de débit qui ont été faits momentanément sur ces sources se sont accomplis sans apporter de troubles apparents dans leur écoulement; mais, avec la dénivellation de 2 sagènes et demie que l'on fera sur le niveau des Griaznouchka, il est possible qu'à la longue la source de la Tranchée n° 2 soit influencée.

Quoi qu'il en soit, si l'on entreprend l'abaissement et la construction de cette tranchée, pour ne pas laisser une source aussi importante sans captage, on aura soin de tenir son radier au même horizon que la première, ce qui rétablira l'équilibre des niveaux. On possèdera ainsi deux centres de production qui pourront être, à un moment donné, très-utiles, car si plus tard on a recours à des siphons pour abaisser davantage le régime des eaux chaudes du sous-groupe de l'est, on affectera une des galeries aux essais et à la nouvelle installation qui en sera la conséquence.

Les sources étant ainsi aménagées, on se trouvera dans l'obligation de restituer au régime artificiel des pentes ce que des captages mieux faits lui auront retiré, et cela au moyen de quelques prises d'eau que l'on dirigera dans le sol, près de la sortie des galeries. Ce résultat s'obtiendra en cherchant les endroits où le travertin est le plus épais pour y faire des forages d'environ 5 verschocks de diamètre, mais sans toutefois le dépasser. Un tubage percé sur toute la hauteur garantira la paroi du trou de sonde, dans l'intérieur duquel on déversera les eaux chaudes au moyen d'un branchement pris sur la galerie. L'injection de l'eau dans ces sortes de puits absorbants devra être réglée pour ne pas charger outre mesure le régime de la nappe superficielle, ce qui ferait naître des suintements dans leur voisinage, ou bien augmenterait le débit des sources inférieures, en modifiant leur température et leur minéralisation.

Dans la série des sources chaudes, je dois signaler les n°s 5 et 6 qui sont à l'est de la butte de l'Archevêque; elles émergent d'un petit mamelon de travertin situé au contact des marnes; leur débit n'a jamais été bien observé, d'ailleurs le jaugeage en est difficile à cause de la disposition des puits et du réservoir qui leur est commun. Avec la source chaude Mouravieff, qui débite 2,600 védros par vingt-quatre heures, elles forment un ensemble qui doit être une dérivation de la Tranchée n° 2.

Leur captage ne mérite pas une mention spéciale, puisqu'il est subordonné à celui des sources chaudes du sommet du groupe, et même, en admettant que leur régime n'éprouve aucun changement après les travaux de la tranchée n° 2, je ne pense pas encore qu'il serait utile de les capter, puisque le volume des eaux chaudes dépassera, et de beaucoup, les besoins de la station. Du reste, il sera toujours temps de les recueillir et de les diriger sur le réservoir central, ou de les rendre aux nappes qui contribuent en dessous du sol à former les sources froides. J'exprime cette opinion dans le but de diminuer la dépense nécessaire à l'amélioration du groupe de Geleznovodsk; les eaux minérales chaudes étant en abondance, et les buvettes en nombre suffisant, je considère que les travaux doivent converger principalement vers la recherche des sources froides et l'aménagement des établissements balnéaires. Les procédés de captage des sources chaudes étant définis, il reste l'examen des buvettes et des eaux tempérées et froides qui sont, ainsi que je l'ai expliqué, une conséquence des premières.

Buvettes. — Les buvettes sont encore nombreuses, quoique plusieurs aient disparu, et que d'autres, comme celles du Vauxhall et du n° 10, soient abandonnées depuis longtemps.

Les sources en usage comme boisson sont les suivantes :

Source Griaznouchka inférieure. — La source Griaznouchka inférieure est une dérivation des sources chaudes supérieures du sous-groupe; elle est située à 12 ou 13 sagènes de l'entrée de la tranchée qui lui donne son nom, dans les premiers travertins de la pente. Les travaux projetés pour abaisser le plan d'émergence de la Griaznouchka supérieure feront probablement disparaître cette source; il est donc inutile de s'occuper de sa réinstallation. Peut-être retrouvera-t-on l'eau minérale par un forage dans le travertin, et à une profondeur qui permettra d'obtenir la température de la source actuelle (34° R.); sinon, on aura recours à une prise d'eau que l'on fera sur le captage des sources chaudes et que l'on conduira à une certaine distance de l'entrée de la galerie.

Source Ivanovsky. — La source Ivanovsky a été obtenue par un sondage vertical de 6 pouces de diamètre, descendu à 7 sagènes environ de profondeur : c'est une source jaillissante, excessivement agréable au goût et tempérée (24° R.); sa composition est la suivante :

ANALYSE DE LA SOURCE IVANOVSKY	
Résidu fixe en grammes par litre	2,912000
Acide sulfurique SO^3,HO	0,707640
Chlore Cl	0,284170
Carbonates de potasse et de soude $KO,CO^2.NaO,CO^2$	0,489020
Carbonates de chaux et de magnésie $CaO,CO^2.MgO,CO^2$	0,615530
Chaux CaO	0,423510
Magnésie MgO	0,063410
Protoxyde de fer FeO	0,001337
Acide carbonique CO^2 combiné	0,590440
— — — libre	0,237560
— — — total	1,418440

(*Analyse* de M. Fahmine.)

Sa situation à proximité d'un chemin passant sur un terrain très-incliné ne permet guère de la dégager ni de lui créer un accès facile; mais à quelques sagènes plus bas, on aura un emplacement plus commode et fort abordable (pl. n° 28). Le tube du sondage une fois découvert à l'extérieur sur une demi-sagène de hauteur et plus, si cela est possible, sera entouré d'un deuxième tube d'une demi-archine de diamètre, et dans l'espace annulaire ainsi formé on coulera du ciment pour leur donner plus de solidité. Le sommet de la colonne ainsi protégé sera compris dans un regard maçonné parfaitement étanche, dont l'ouverture devra être tenue au-dessus du sol et fermée.

On aura soin d'abaisser le niveau d'émergence de la source pour obtenir le débit indispensable à l'embouteillage; un branchement fait sur le tubage conduira l'eau minérale à la nouvelle buvette. Enfin pour enlever les eaux stagnantes qui séjournent autour de la source, on établira un caniveau ou drain qui rejoindra le trop-plein du regard et celui de la buvette. Le ravin où le sondage a été exécuté sera ensuite comblé et le sol rétabli comme il était précédemment. Cette installation devra être aménagée convenablement, avec un abri et des sièges pour les buveurs, car elle me semble devoir prendre une place intéressante dans le service médical de la station.

Source Michel. — La source Michel possède la meilleure installation de Geleznovodsk, mais on devra supprimer la pompe qui élève l'eau du captage, et rétablir le puisage à la main en abaissant le sol entre les colonnes du péristyle. On lui donnera alors accès en nivelant la rampe qui conduit à la buvette, et en augmentant le nombre des gradins de chaque côté du passage central.

Source n° 10 — Depuis longtemps la source n° 10 est délaissée : le nombre des buvettes de ce sous-groupe étant plus que suffisant, il est inutile d'en faire la réfection.

Source Marie. — La source Marie, placée plus à l'ouest du sous-groupe, au-dessous des sources n°s 5 et 6, et Mouravieff chaude, est une des plus fréquentée; son eau a une température de 27° R., et sa minéralisation est à peu près semblable à celle des sources voisines.

Son niveau statique étant à une archine du sol, on déplacera la margelle du puits pour découvrir le griffon et le capter dans le travertin ou dans les alluvions des pentes. Ce travail terminé, on dirigera l'eau par une conduite au pied de la terrasse sur laquelle est placée la buvette actuelle (pl. n° 29). Le niveau devra être maintenu à la partie supérieure du bassin, de manière que l'on puisse y plonger un verre ou le remplir avec une puisette, les eaux minérales se dénaturant beaucoup moins ainsi qu'en se déversant sous forme de jet dans un récipient, surtout quand elles sont gazeuses.

C'est le cas pour la source Marie qui contient jusqu'à 0gr.,4840 d'acide carbonique en dissolution par douzième de védro.

Les dispositions à prendre pour cette buvette consisteront dans la construction d'un bassin avec vasque qui sera mis en communication avec le captage par un siphon, et abrité par un pavillon. Deux escaliers conduiront à la plate-forme de l'ancienne source qui servira de promenade pour les buveurs. Un léger écoulement devra être réservé à l'eau minérale qui sera amenée dans le bassin comme à la buvette Ivanovsky; c'est un détail qu'il ne faut pas oublier dans l'installation générale des sources, car il est important de toujours maintenir une certaine activité dans les canaux souterrains pour entretenir les conditions de température, de débit et de minéralisation.

Sources tempérées et froides. — La question la plus sérieuse à résoudre pour Geleznovodsk, après l'aménagement des sources Griaznouchka, est celle du captage des eaux minérales tempérées et froides. L'analyse y reconnaît une quantité moyenne de fer plus grande que dans les sources chaudes (p. 51). Ce fait peut être attribué à ce que ces sources circulent sous pression, au contact d'une atmosphère d'acide carbonique, et ne subissent l'action de l'air qu'au moment où leur température est déjà très-affaiblie ; le sel ferreux se décompose moins facilement, et par suite une plus grande quantité de fer échappe à la précipitation.

Les sources Mouravieff, Bariatinsky et Zavadovsky, types des froides ferrugineuses, ont fait entrevoir le parti que l'on pourrait tirer du régime inférieur de ce sous-groupe et tracé l'horizon où les études doivent être dirigées.

Source Mouravieff. — La première, la source Mouravieff, a une température de 15° R. et un débit de 1550 védros par vingt-quatre heures; elle émerge d'un trou de sonde pratiqué à la cote + 270 sagènes dans le terrain éocène que recouvre en cet endroit un lambeau peu épais de travertin (pl. n° 24).

Source Bariatinsky. — La deuxième Bariatinsky marque 19° R.; elle apparaît à une altitude un peu inférieure, vers + 267 ou 268 sagènes; son eau est utilisée pour e service du nouvel établissement Bariatinsky, qui est le mieux installé et le plus confortable du groupe. On a cherché à l'augmenter par une galerie de 6 sagènes, mais le volume primitif qui était de 300 védros par vingt-quatre heures à 18° R., n'a pas changé; les recherches furent ensuite continuées en explorant le terrain inférieur par un sondage vertical de 6sag.,58 jusqu'à la marne éocène; ce travail n'eut pour résultat que de relever la température de l'eau de 1° R. sans modifier son débit.

Source Zavadovsky. — La troisième source, située à la cote + 266 sagènes, est à l'opposé de la première, sur la saillie que forment au nord les dépôts de travertin. Son emplacement était marqué, dès l'origine des recherches, par des eaux qui coulaient sur le sol et rendaient le terrain environnant insalubre. On a procédé à sa découverte par un sondage vertical de 3 sagènes et demie, qui a donné un débit de 500 védros par vingt-quatre heures à la température de 12°5 R. Pour avoir une plus grande quantité d'eau, on a abaissé son niveau d'écoulement par une tranchée de 6 sagènes ouverte sur la pente à la cote + 262 sagènes, ce qui porta le volume de la source à 1,500 védros.

Cette quantité ne paraissant pas suffisante, on imagina de rejoindre la base du sondage vertical par un trou de sonde horizontal de 12 sagènes de longueur, entrepris au fond de la tranchée; on eut ainsi d'abord 10,000, puis 6,000, et enfin 4,000 védros par vingt-quatre heures à 13°,6 R.

Mais dans la crainte de voir les sources supérieures atteintes par une dépression aussi considérable, on ferma le sondage horizontal et l'équilibre du régime fut rétabli. La tranchée avait recoupé en cet endroit le travertin, les alluvions des pentes formées de débris de travertin et de marne, puis des marnes décomposées avec rognons ferrugineux (pl. n° 30 et 31).

Par le trou de sonde horizontal de Zavadovsky, on avait obtenu un plus grand débit, mais on remarquera que cette augmentation n'était due qu'à sa jonction avec le sondage vertical, ce qui avait produit un abaissement très-rapide sur le niveau des eaux minérales, localisées principalement dans les couches du sommet.

Somme toute, ces expériences font ressortir avec évidence l'inconvénient qui résulterait d'une application trop étendue des sondages horizontaux dans le captage des eaux ferrugineuses froides. La jonction des deux trous de sonde de la source Zavadovsky, en asséchant le régime, l'a fait descendre dans des couches plus profondes, ce qui a augmenté la thermalité; le même phénomène a eu lieu dans les forages de Bariatinsky et d'Ivanovsky : on a élevé la température en descendant en profondeur.

Par ces explications on voit qu'il y aurait un inconvénient sérieux à recourir trop exclusivement à ce procédé, excellent dans le cas des sources chaudes de Piatigorsk, mais destiné à ne donner que des résultats fort aléatoires dans l'hypothèse de la découverte des eaux froides à Geleznovodsk. Il sera de beaucoup préférable d'opérer le captage par une large entaille ouverte à flanc de coteau pour recueillir les eaux refroidies à leur sortie des travertins.

Un avantage sérieux résultera de cette disposition; c'est que rien ne changera dans l'état normal du régime qui sera capté et réglé à la chute de la pente. S'il est nécessaire de lui donner dans le sol une accélération de vitesse, on aura recours pour cela à des drains ou à des tranchées filtrantes, ce qui facilitera la venue de l'eau minérale. On ne prendra pas ces dispositions sans être préalablement bien fixé sur les conditions géologiques du sol, le niveau d'écoulement des eaux et leur température; les sondages horizontaux ne devant être, dans cette circonstance, que d'un emploi très-limité, et pratiqués non à la base du terrain, mais au sommet, dans les travertins et accessoirement à la partie supérieure des alluvions des pentes (pl. n° 32).

Captage des eaux minérales froides. — Une étude du captage des eaux froides devait donc avoir pour base première l'examen très-attentif de la structure du sous-sol et la constatation rigoureuse de la provenance des eaux : à cet effet, j'ai tracé sur le terrain, parallèlement et perpendiculairement à la pente, quatre lignes de sondages (pl. n°s 24, 30 et 31), en ayant soin d'utiliser les renseignements recueillis sur les sources dont il vient d'être parlé; puis, dans les intervalles, j'ai choisi les reliefs et les dépressions du terrain pour y placer des sondages intermédiaires, parce que généralement ces accidents géologiques coïncident avec la forme du sous-sol, et les dépressions avec une circulation plus active des nappes souterraines. A Geleznovodsk, le travertin qui a recouvert et nivelé la surface du sol rendait ces observations plus difficiles, mais les coupes faites à l'aide de ces travaux ont permis de tracer le parallélisme des formations qui constituent la géologie de ce sous-groupe (pl. n°s 30 et 31).

Tous les sondages, à l'exception de cinq, ont donné des eaux dont la température a varié de 11° à 18° R.; un seul, le n° 8 de la deuxième ligne (pl. n°s 24 et 30), a marqué 22°. Sauf ce cas, ils ont invariablement démontré que le régime supérieur des eaux minérales est localisé dans le travertin; car, lorsque la sonde y pénètre, elle rencontre la nappe minéralisée qui s'élève immédiatement au sol et même devient jaillissante, comme aux sondages n°s 1, 6, 10^2 et 11^2. Le travertin est formé à sa surface d'une sorte de croûte presque imperméable et dès qu'on la traverse, les eaux s'élèvent librement à leur niveau statique. Il suffit, pour n'avoir aucun doute à cet égard, d'examiner les diagrammes de planches n°s 30 et 31 où sont figurés par deux lignes différentes le point de la rencontre des eaux et celui de leur limite ascensionnelle.

Le fait de la circulation des eaux minérales dans les dépôts de travertin n'exclut pas l'existence d'un régime plus profond dans les alluvions et les marnes remaniées, qui sont même concrétionnées par les résidus calcaires des eaux minérales. J'ai pu m'en rendre compte dans l'examen des sources Bariatinsky et Ivanovsky dont la température augmentait avec la profondeur, ce qui indiquait la présence d'un sous-sol échauffé par le contact des eaux thermales. Mais le fait intéressant, dûment constaté, et qui touche de très-près à la solution du programme est celui de la reconnaissance des eaux froides dans le travertin : elles ont, dans cette formation, une origine bien accusée, ne laissant aucun doute sur leur position dans le sol.

Le travertin, constamment refroidi par les agents atmosphériques, est la couche réfrigérante par excellence des eaux thermales et sa présence est intimement liée à celle des sources. En dehors de ses limites extérieures, il n'y a plus de manifestation hydrominérale ; ce fait, reconnu dans l'examen général du sous-groupe, a été confirmé par les trous de sonde exécutés dans les endroits où le travertin n'existait pas, tels que les n°s 3 et 7 de la coupe n° 18 et les n°s 1, 2 et 3 du diagramme n° 19 (pl. n° 31). La plupart de ces sondages n'ont pas donné d'eau, ou bien des quantités absolument négligeables.

D'après ces indications, le captage des eaux froides deviendra un travail praticable, il suffira pour cela de lui choisir un emplacement dans les endroits où le travertin est le plus épais, et les eaux minérales le plus abondantes. On connaît déjà les points favorables où les sondages ont fourni le plus grand débit sans trop influencer les sources voisines, dont on vérifiait d'ailleurs le niveau pendant les essais de pompe. Au cours de ces expériences, le sondage n° 10^2, placé directement au-dessous de la buvette Marie, a fait baisser cette source de 3 archines, ce qui ferait supposer que, du moment où la dépression du niveau serait entretenue pendant un certain laps de temps, on arriverait à un abaissement de la nappe et à une diminution du volume des eaux minérales. Cependant cet accident, qui a eu lieu également à la source Zavadovsky, produirait-il une réduction de la moitié et même des trois quarts du débit qu'il resterait encore toute l'eau indispensable au refroidissement des eaux chaudes de l'établissement. Les jaugeages ont prouvé que le régime était susceptible d'une grande abondance et qu'il circulait avec pression, puisque les sondages n°s 1 et 6 de la coupe n° 18, 10^2 et 11^2 de la coupe n° 16 ont donné des eaux jaillissantes. Un abaissement total n'est pas à craindre non plus, parce qu'il sera toujours possible de régler la venue de l'eau dans le terrain émissaire, au contact du captage.

En se reportant aux essais qui ont été faits, on arrive à un débit approximatif de 42,400 védros environ par vingt-quatre heures, et en y ajoutant le volume fourni par les sources Bariatinsky et Zavadovsky, on obtient un total de plus de 61,000 védros, pour le service des 30 bains prévus dans l'établissement thermal du sous-groupe. Si l'on prend pour un bain ordinaire 13 védros d'eau à 40° R., température probable des sources Griaznouchka à leur arrivée aux réservoirs, et que l'on y ajoute une même quantité d'eau froide minéralisée à 14°, on obtiendra un bain à la température moyenne de 27° ; or, pour 30 baignoires alimentées vingt fois dans une journée, c'est seulement un volume de 7,800 védros qui sera employé. Ainsi donc, en faisant le part des erreurs qui ont pu se produire dans les jaugeages, et d'une diminution possible du régime des eaux froides, on est largement garanti par le chiffre de 61,000 védros que l'on peut légitimement espérer.

Le captage des eaux froides devra être entrepris à la base du sous-groupe en entamant le flanc du coteau vers les cotes + 261 et + 263 sagènes, ce qui donnera de 5 à 7 sagènes de pression pour les douches des futurs bains, projetés à l'altitude de 256 sagènes. Autant que possible, on déblaiera le terrain jusqu'aux marnes dures sur lesquelles reposeront les fondations des réservoirs-collecteurs; on les disposera à la suite les uns des autres dans l'alignement des sondages n°s 1, 2, 4 et 6, ce qui correspond également à la plus forte épaisseur du travertin (pl. n° 31, coupe n° 18).

Le sondage n° 1 est désigné comme pouvant marquer la position d'un de ces réservoirs, bien qu'il soit à l'extrémité du sous-groupe et plus élevé que la source Zavadovsky, parce qu'il a donné le plus fort débit; il y a là une dérivation du courant des eaux minérales qui mérite une attention particulière et dont on devra tenir compte. Étant donné l'importance des travaux que les réservoirs nécessi-

Travaux de sondage exécutés en 1882, pendant la mission, pour la recherche des eaux minérales froides du sous-groupe de l'Est

1re ET 2e LIGNES DE SONDAGES

NUMÉROS DES SONDAGES.	COTES DU SOL.	PROFONDEUR.	POINT DE RENCONTRE des eaux.	NIVEAU statique.	TEMPÉRATURE.	ESSAIS DE DÉBIT — DÉBIT MAXIMUM EN VÉDROS par 24 heures. Sondages nouveaux.	Sondages anciens.
1^1	+ 267$^{sag.}$,40	5$^{sag.}$,11	1$^{sag.}$,84	Au sol.	11° R.	11,520 v.	»
2^1 { Zavadovsky sondage horiz^{al}	+ 266 ,00	4 ,38	»	0$^{sag.}$,50	13°6	» *	5,048 v. »
3^1	+ 266 ,07	4 ,77	1 ,00	0 ,90	13°5	»	13,248
4^1 Bariatinsky. . .	+ 266 ,72	6 ,58	»	3 ,00	18°5	*	»
5^1	+ 267 ,37	6 ,24	1 ,66	1 ,24	14°	3,000	»
6^1	+ 266 ,46	5 ,77	1 ,45	Au sol.	17°5	*	»
7^1	+ 266 ,08	4 ,55	3 ,33	1 ,69	13°	»	»
1^2	+ 275 ,09	3 ,28	Pas d'eau.	»	»	»	»
2^2	+ 273 ,06	2 ,58	»	»	»	»	»
3^2	+ 272 ,07	2 ,30	»	»	»	*	»
4^2	+ 271 ,57	2 ,42	1 ,20	0 ,80	12°	2,160	»
5^2	+ 272 ,92	3 ,85	0 ,64	0 ,50	16°5	*	»
6^2	+ 272 ,71	5 ,25	1 ,79	1 ,25	16°5	1,640	»
7^2	+ 272 ,08	4 ,21	1 ,50	1 ,40	16°	19,152	»
8^2	+ 271 ,26	5 ,75	0 ,91	0 ,91	22°	2,000	»
9^2	+ 272 ,82	4 ,82	1 ,33	1 ,00	16°5	3,000	»
10^2	+ 278 ,00	4 ,71	0 ,86	Au sol.	22°	Il n'a pas été fait d'essai.	
11^2	+ 269 ,83	6 ,01	1 ,10	»	15°5	»	576
Source n° 10. . .	+ 272 ,69	2 ,89	»	0 ,40	18°		
						42,472	18,872
						TOTAL. 61,344 védros.	

* Les essais faits dans ce sondage n'ont donné qu'une quantité d'eau négligeable.

teront, leur emplacement devra être délimité avec le plus grand soin au moyen de tranchées et de sondages qui serviront à reconnaître la composition du sol, et à déterminer l'assiette des fondations. Placés en travers de la pente (pl. n° 32), ils auront une forme rectangulaire pour offrir le plus de contact possible au terrain. L'intérieur sera divisé en deux compartiments séparés par une cloison étanche ; l'espace compris entre la cloison et le mur d'escarpe du talus contre lequel ils seront appuyés, formera la galerie de réception des eaux minérales, dont l'écoulement dans le réservoir proprement dit aura lieu par des robinets vannes qui règleront l'écoulement du régime. Cette galerie faisant fonction de décanteur possèdera une vidange, à seule fin d'évacuer les parties meubles de terrain que les eaux entraîneront et d'empêcher leur introduction dans le réservoir principal. La construction comportera une chambre d'accès où seront groupés l'indicateur du niveau de l'eau, les conduites de vidange et de distribution. Quant aux eaux du trop-plein, elles seront réunies et conduites dans un égout construit en vue de débarrasser la pente sud-est du parc des marécages que les eaux de tout le sous-groupe y ont formés. Si les réservoirs-collecteurs ne peuvent être placés à la même cote, le plus inférieur sera choisi comme récipient principal et recevra la conduite de distribution de l'eau minérale à l'établissement.

L'architecture extérieure de ces réservoirs a été composée dans le goût du XIIIe siècle (pl. nos 32 et 33) : le principe de décorer les stations thermales par des constructions est universellement adopté, et cette recherche dans le style des édifices n'a pas moins d'intérêt que la bonne distribution des promenades. Au pied de ces constructions, une route donnera accès aux chemins de la pente inférieure du sous-groupe, et à des escaliers qui conduiront à la plate-forme des réservoirs disposée en terrasse (pl. n° 35). Cette promenade sera proche du nouvel établissement dont la position doit être choisie à 256 sagènes d'altitude, près du chemin de Piatigorsk et de celui qui conduit actuellement aux bains Bariatinsky. C'est d'ailleurs à peu près le seul endroit, à proximité des réserves d'eaux minérales froides, où l'on rencontre une surface plane ayant assez d'étendue pour recevoir la construction des thermes; elle offre de plus une très-bonne exposition et la pente nécessaire pour évacuer les eaux vers la Geleznaïa.

Dans le programme général, on a fixé à 30 le nombre des baignoires du sous-groupe de l'est, mais rien n'empêche de le porter à 50, étant donné le volume d'eau minérale dont on peut disposer. Si l'administration jugeait plus convenable de ne construire qu'un seul établissement à Geleznovodsk, les 30 baignoires ne pourraient évidemment suffire, puisque la station en possède déjà 36. En prévision de cette éventualité, le plan d'un établissement central devra comprendre un nombre de cabinets correspondant à 50 baignoires, quitte à n'établir pour le présent qu'une quantité plus restreinte de ces appareils; il sera même possible de ne pas entreprendre immédiatement tout l'ensemble des constructions et de réserver les agrandissements pour une époque ultérieure.

Les analyses des eaux de Geleznovodsk ont donné, pour le sous-groupe de l'est, un résidu fixe de 2gr.,546 à 2gr.,880 par litre, et, pour le sous-groupe de l'ouest, 2gr.,550 (galerie n° 1) et 2gr.,640 (galerie n° 2). Dans ces analyses, les différences les plus sensibles portent sur les sulfates et les hyposulfites de soude, ce qui peut ne pas avoir une excessive importance; mais dans les eaux du sous-groupe de l'ouest, l'acide carbonique est en quantité moindre : cela les rendrait moins stimulantes, et préférables pour les tempéraments faibles à celles du sous-groupe voisin. D'après l'avis de plusieurs médecins, cette dernière considération aurait assez d'importance pour motiver la création du deuxième établissement, dont la position sera donnée dans l'étude du sous-groupe de l'ouest.

SOURCES CHAUDES DE GELEZNOVODSK.		DOSAGE DE L'ACIDE CARBONIQUE EN GRAMMES PAR LITRE.			
		Libre.	En Dissolution.	En Combinaison.	Total.
Sous-groupe de l'est.	Tranchée n° 2. . . .	»	»	0,5416	»
	Griaznouchka. . . .	0,5236	0,4641	0,4664	1,4520
	Sources 5 et 6 . . .	0,7236	0,4668	0,4642	1,6572
	Mourawieff chaude .	0,0314	»	0,3879	0,8072
	Marie	0,9460	0,4840	0,4840	1,9140
Sous-groupe de l'ouest.	Galerie n° 1.	0,2354	0,4444	0,4444	1,1242
	Galerie n° 2.	0,5498	0,4566	0,4566	1,4630

Parcs et Promenades. — L'aménagement des terrains avoisinant les nouveaux bains est d'une absolue nécessité : aussi ai-je pris soin de l'indiquer pour les deux sous-groupes, dont l'un, celui de l'est, possèdera les promenades hautes, et l'autre, celui de l'ouest, celles du thalweg. Les terrains compris entre la montagne de Fer et le Bechtaou (pl. n° 22) qui environnent l'établissement projeté au sous-groupe de l'est n'offrent aucun accident particulier; ils descendent en pente douce vers la route de Piatigorsk et seront avantageusement concédés pour des villas. Il me paraît utile de ne pas laisser ces importantes constructions balnéaires complètement isolées, et de réserver dans leur voisinage des terrains qui puissent recevoir les services publics de postes et de télégraphes, et d'autres plus spéciaux aux habitués de la station, tels que villas, hôtels, pharmacies, restaurants, etc. Une large avenue partant de la route de Piatigorsk aboutira au réservoir central Bariatinsky pour rejoindre ensuite l'ancien parc; puis des chemins carrossables relieront entre elles les promenades des deux sous-groupes.

Le sous-groupe de l'ouest recevra des dispositions analogues, seulement je ferai remarquer que de ce côté la différence de niveau est beaucoup plus accusée entre les divers lots réservés aux constructions. Il y a de 6 à 10 verschoks de pente par sagène linéaire; des terrassements y seront indispensables pour niveler les routes et les approches des futurs immeubles. Malgré cette grande inclinaison du sol, je suis convaincu que les constructions s'y établiront encore, puisque déjà elles ont pris possession des îlots situés en face de la plate-forme des bains Kalmoucks et plus à l'est, à l'entrée du village. L'administration aura donc tout intérêt à ne pas entreprendre de parcs sans réserver quelques terrains à bâtir près de leurs abords; c'est le seul moyen de récupérer une partie des frais de plantations et de mouvements de terre qu'ils nécessiteront.

Les conduites d'eau douce ne sont pas indiquées dans le plan des promenades, leur tracé dépendant de l'adoption des routes, et des endroits où elles seront reconnues nécessaires.

L'évacuation des eaux de tout le groupe doit également attirer l'attention; c'est une mesure d'hygiène qui peut même se décider en dehors du programme. Un égout construit sous l'avenue centrale jusqu'à la Geleznaïa recueillera la décharge des bains, et toutes les eaux provenant du versant qui sont une cause permanente d'humidité et d'insalubrité dans les basses pentes de ce sous-groupe.

La Geleznaïa devra être couverte dans le voisinage des habitations; ce sera, du reste, une entreprise facile, la disposition orographique du sol se prêtant admirablement dans cette station à tous les travaux de voirie.

Parmi les nombreux bâtiments qui couvrent les terrains du sous-groupe, les meilleurs seront conservés, et utilisés comme abris ou pour la vente du koumys, dont l'usage est répandu dans le Caucase.

SOUS-GROUPE DE L'OUEST

Galerie n° 2. — Au sous-groupe de l'ouest, on retrouve les mêmes formations; la montagne de Fer, au pied de laquelle fait saillie le promontoire de la butte de l'Archevêque (pl. n° 22), sépare ce foyer de sources du précédent. Ici les travaux ont été favorisés par la rencontre du porphyre dans les deux galeries entreprises pour la découverte des eaux thermales (pl. n° 23). La galerie n° 2 a une longueur de 25 sagènes sans compter la tranchée d'accès; elle a été ouverte à 8 ou 9 sagènes plus bas que les anciens points d'émergence, pour abaisser le régime et obtenir un plus grand volume d'eau. C'est le procédé le plus communément employé quand on veut augmenter le débit d'une source, et il a été appliqué avec succès dans les stations de Piatigorsk et d'Essentouky, à l'époque des premières recherches. Mais, là encore, on aurait eu un travail plus méthodique, plus rationnel, si l'on avait fait précéder l'exécution de ces galeries de sondages d'étude qui auraient permis d'établir un profil, et de déterminer avant l'attaque du terrain la nature du sol et la position exacte de la roche.

La galerie n° 2 est bien exécutée : on a d'abord recoupé 7 sagènes de travertin, puis les alluvions des pentes sur 4 ou 5 sagènes, et des marnes assez compactes masquant au contact des porphyres la fissure qui livre passage aux eaux thermales (pl. n° 34). Le boisage est encore en bon état, surtout à l'ouverture; mais le milieu laisse beaucoup à désirer; on a dû, à la suite d'éboulements considérables, y construire jusqu'au sol un puits dont le blindage repose sur le boisage du faîte. Cette opération a été nécessitée par le glissement des alluvions et des terrains remaniés de la pente du sous-groupe, intercalés entre les couches solides du travertin et de la marne éocène. Pour arriver au jour, on a enlevé les remblais et maintenu le terrain par des cadres superposés derrière lesquels furent glissées des traverses jointives, puis comblé les vides avec des fragments de roches. Des consolidations devront être faites d'urgence dans cette partie de l'ouvrage pour maintenir l'accès du front de taille, et, la réfection complète une fois décidée, on maçonnera dans toute sa hauteur le puits central qui sert à l'aérage. Les cadres pourront être enlevés dans le travertin; mais au contact des alluvions il faudra prendre de grandes précautions, et même, en cas de difficulté, abandonner les bois derrière les murs en ayant bien soin de remplir les vides compris entre l'ancien boisage et la maçonnerie. L'entrée de la galerie se composera d'une chambre d'accès avec une baie vitrée placée dans l'axe pour en éclairer l'intérieur; cette disposition s'appliquera à tous les travaux de ce genre (pl. n° 34).

Galerie n° 1. — Des deux galeries du sous-groupe de l'ouest, celle qui porte le n° 2 devra être attaquée la première; quant à la deuxième et la plus profonde désignée sous le n° 1, son boisage assez solide lui assure encore une certaine durée. Elle a été ouverte dans le travertin ferrugineux, puis a traversé les alluvions des pentes, la marne remaniée, et la marne dure où elle se termine au bout de 16 sagènes sans avoir atteint la roche éruptive. L'eau marque 33°,6 R., et le débit est annoncé comme étant de 31,600 védros par vingt-quatre heures; la galerie n° 2 a 34° R. et produit à peu près le même volume.

La reconstruction en sera faite dans les mêmes conditions, avec une ventilation obtenue au moyen d'un puits, ou d'un sondage vertical tubé à grande section. L'idée de réunir ces galeries à leur front de taille, qui n'est séparé que par une distance linéaire de 61 sagènes, a été suggérée après leur exécution; elle a heureusement été abandonnée, car le recoupement parallèle aux porphyres pétrosiliceux de tout le terrain compris entre les deux ouvrages aurait été un travail fort pénible, et absolument inutile, en présence du débit des sources qui dépasse de beaucoup les besoins de l'établissement projeté dans le sous-groupe. Il n'était pas non plus prouvé que cette galerie transversale dût rencontrer dans toute sa longueur la ligne d'émission des eaux thermales, les points d'émergence qui existent et qui ont été suivis en direction étant peut-être les seuls de ce côté du versant.

Pour les deuxièmes bains, le service médical réclamerait 18 baignoires, ce qui représente un chiffre rond de 5,000 védros en vingt-quatre heures; ces deux galeries produisant par jour 43,200 védros, on voit qu'il n'est pas nécessaire de rechercher des eaux minérales en plus grande abondance.

La réfection des galeries n°s 1 et 2 assurera donc la consommation en eau thermale des bains nouveaux et de ceux des soldats qui, seront réédifiés et agrandis. Mais l'eau minérale froide fera défaut; les formations géologiques et les sources ne se présentant pas ici dans les mêmes conditions qu'au sous-groupe de l'est, on refroidira l'eau chaude à l'air libre comme pour les bains de Piatigorsk, ou bien avec un appareil réfrigérant à circulation d'eau froide. On pourra également recueillir les eaux tièdes de la source Emmanuel dont il va être question.

Buvettes. — Source Emmanuel. — Les buvettes d'eau minérale manquent dans ce sous-groupe, et il est nécessaire d'y pourvoir, par suite de l'importance qu'il acquerra dans l'organisation générale de la station. La source Emmanuel, délaissée à cause de son éloignement et faute de chemins suffisamment entretenus, fournira les éléments d'une excellente buvette. Son émergence a lieu sur le versant nord à + 312 sagènes; elle marque de 20° à 23° R., suivant l'endroit où elle est puisée dans le griffon qui s'y manifeste à deux places distinctes. L'eau sort des marnes en dessous des alluvions des pentes, qui sont elles-mêmes recouvertes un peu plus bas par le travertin ferrugineux que dépose la source. Son débit, qui n'était guère que de 500 védros par vingt-quatre heures, a été augmenté de 1,300 védros à la suite des travaux de dégagement que j'avais conseillés. Cette eau, très-chargée d'oxyde de fer et d'acide carbonique, a un goût fort agréable qui rappelle assez celui de la source Ivanovsky.

Après avoir dégagé le sol pour mettre à nu le griffon supérieur, on recueillera les eaux dans un bassin de réception faisant partie du captage, puis dans un second bassin de distribution.

La buvette Emmanuel, dont l'abri sera construit en façade, parallèlement au chemin (pl. n° 36), aura une prise directe sur le captage. Un branchement spécial conduira ensuite l'eau près du Vauxhall pour alimenter une buvette tempérée, installée non loin du pavillon Kalmouck, à l'entrée du chemin qui conduit aux bains des soldats (pl. n° 37).

Du réservoir d'équilibre placé derrière cette buvette, une conduite desservira les bains, où l'eau sera également employée comme boisson dans l'intérieur de l'établissement.

Source Kégam. — Il y aurait encore une addition à faire à l'ensemble de la station de Geleznovodsk en organisant, comme à Essentouky, l'embouteillage des eaux minérales. La source Emmanuel et mieux encore la source Kégam, qui est plus abondante, conviendraient parfaitement à cette exploitation. Celle-ci, qui apparaît à la cote + 290 sagènes, sur le versant nord de la montagne de Fer, ne marque

que 15° R., et il est probable que, en raison de sa position au-dessous du plan moyen d'émergence des eaux du groupe, on augmenterait encore notablement son débit.

L'eau de cette source, dont l'analyse figure sur le tableau suivant, a des qualités remarquables ; elle est beaucoup plus riche en acide carbonique libre et renferme cinq fois plus de protoxyde de fer que la source Emmanuel; en même temps, elle est moins chargée de sels calcaires, au profit des carbonates de soude et de potasse. C'est de toutes les sources ferrugineuses froides de Geleznovodsk la plus heureusement minéralisée, et, à ce titre, elle est digne d'un examen attentif de la Commission. La longueur des conduites qu'il faudra établir sur une verste de longueur, et la dépense nécessaire pour les entretenir, seront peut-être un obstacle à son utilisation : cependant on ne devra pas perdre de vue les services qu'elle rendrait au traitement des malades, à la consommation des hôtels de la station, et comme embouteillage.

Quelques témoins de travertin assez récent indiquent dans les environs de la source Kégam que cette partie de la montagne a été le foyer d'un certain nombre d'autres sources analogues.

Analyses comparées des sources Ivanovsky, Emmanuel et Kégam.

SOURCES.	RÉSIDU FIXE EN GRAMMES par litre.	ACIDE SULFURIQUE SO^3,HO.	CHLORE Cl.	CARBONATES alcalins. $KO.CO^2NaO.CO^2$	CARBONATES alcalino-terreux. $CaO.CO$ $MgO.CO$.	CHAUX CaO.	MAGNÉSIE MgO.	PROTOXYDE DE FER FeO.	ACIDE CARBONIQUE CO^2 COMBINÉ.	LIBRE.	TOTAL.
IVANOVSKY. 26° R.	2,91200	0,70764	0,28417	0,48902	0,61553	0,42351	0,06341	0,00136	0,59044	0,23756	1,41844
EMMANUEL. 23° R.	2,44000	0,58678	0,21313	0,34268	0,96488	0,38500	0,06650	0,00144	0,57096	0,46904	1,61096
KÉGAM.	2,70800	0,62248	0,26049	0,88170	0,63216	0,37059	0,05693	0,00583	0,64416	0,83084	2,11910

(*Analyses de* M. FAHMINE.)

Le sous-groupe de l'ouest n'a pas de buvette thermale, et il serait à désirer que ce mode de traitement fût donné aux baigneurs, qui, pour recourir aux sources chaudes Griaznouchka et Marie, sont obligés de traverser tout le parc de l'est. On aura sur la terrasse du Vauxhall, et à l'opposé de la buvette Emmanuel, un très-bon emplacement (pl. n° 37); et l'eau sera fournie par la galerie n° 1 qui n'est éloignée que de 50 sagènes de l'endroit désigné.

En résumé, les bains de l'ouest auront deux sources chaudes et abondantes pour la balnéation, et deux sources pour les buvettes, non compris la source Kégam que l'on réserverait spécialement à l'embouteillage.

Parcs et Promenades. — Ce qui manque à Geleznovodsk, ce sont des promenades à orientation opposée, où le malade puisse trouver, aux diverses heures de la journée, un abri contre la chaleur. La station ne possède que celle du parc de l'est, entièrement exposée au midi, et très-accidentée; on y rencontre, il est vrai, de beaux ombrages, mais insuffisants pour tempérer les ardeurs du soleil.

En plaçant les bains de l'ouest dans le thalweg (pl. n° 37) sur un terrain plat, inscrit entre les cotes + 273 et + 275 sagènes, on aura, comme au sous-groupe de l'est, l'avantage d'un établissement prenant vue sur des routes larges et bien aérées, et celui de pouvoir évacuer les eaux des baignoires sans aucune difficulté. Il y aura peu de distance à franchir pour gagner de cette nouvelle position la pente opposée à la Geleznaïa-Gora, où l'on retrouvera des couverts d'arbres, et des allées s'élevant en rampe régulière jusqu'à la route du village de Geleznovodsk.

Au milieu de la vallée, derrière l'établissement thermal, le terrain s'abaisse graduellement depuis la cote + 275 sagènes jusqu'à la stanitza de Geleznovodsk : c'est dans cette direction que l'on tracera le nouveau parc avec des refuges et une salle de gymnastique, ainsi que cela a été installé à celui de l'est. Il avait été question de faire, de ce côté, une pièce d'eau : ce projet s'exécutera en utilisant le trop-plein des eaux chaudes des galeries n°s 1 et 2, et celui des eaux douces quand on aura amené les sources du Bechtaou, mais à l'exclusion de la décharge des bains. On ne devra du reste aborder cette question qu'après avoir décidé la construction et la direction des égouts.

Des anciens bâtiments, on ne conservera que les bains Kalmoucks dont on fera un abri pour les promeneurs ; en élaguant le sommet des arbres, qui bordent l'escarpement de la terrasse, on aura de ce pavillon une vue des plus agréables sur le mont Bechtaou et le mont de Miel. Au kiosque de l'Archevêque, un élagage sera également indispensable pour découvrir l'horizon du steppe dans la direction du mont Chauve. A l'extrémité de la terrasse du Casino-Vauxhall transformée en promenade et près des bains Kalmoucks, on établira un escalier allant rejoindre la route qui passera au pied de cette esplanade, et une communication avec les bains des soldats. Un autre escalier, suivi d'une large avenue formant perspective sur le versant au pied du mont Bechtaou, reliera l'esplanade du Vauxhall et le nouvel établissement. Ce tracé n'exigera pas d'expropriations si on utilise le terrain situé entre la maison de M. le docteur Miloutine et la propriété Nevinsky.

Cette parcelle avait été réservée pour les bains du sous-groupe ; mais, après mûre réflexion, je ne lui trouve pas la superficie nécessaire : dans l'avenir, il n'y aurait aucun moyen d'extension pour l'établissement; aussi la position que je recommande me semble-t-elle bien préférable à tous égards. Des constructions pourront s'élever sur les terrains en bordure et elles acquerront dans la suite une grande valeur. En face des bains, une place sera réservée pour l'arrivée des voitures, ainsi qu'une grande allée regagnant la route de Piatigorsk (pl. n° 37).

On prendra soin d'élargir quelques allées de l'ancien parc de l'est, trop étroites pour la circulation ; une route nouvelle conduira à la source Emmanuel, et sera prolongée derrière la montagne de Fer avec un embranchement vers la source Kégam.

Le redressement du chemin conduisant aux bains des soldats et l'agrandissement de la plate-forme sur laquelle ils ont été édifiés sont naturellement indiqués. Ces bains, dont la situation est excellente, seront maintenus dans leur emplacement actuel; toutefois on pourra les transporter plus bas dans la vallée, si l'on trouve un inconvénient à les conserver au centre du sous-groupe. Tout en reconnaissant le haut intérêt qu'inspirent les établissements affectés à la troupe, il faut cependant, autant que possible, les tenir un peu éloignés des promenades préférées par les baigneurs ; c'est simplement une question d'ordre et de bonne tenue qui me fait exprimer cette opinion. L'endroit qu'ils occupent aujourd'hui est assez convenable ; les abords seront déblayés, et une conduite y amènera l'eau de la source Emmanuel pour l'installation d'une buvette tempérée. De la terrasse de ces bains, une route rejoindra les chemins ouverts au bas de la pente dans le prolongement du parc de l'ouest. Tous ces arrangements seront subordonnés, dans tous les cas, aux convenances locales, et à des besoins d'urgence plus ou moins immédiats.

La position des constructions thermales étant tracée, je me dispenserai d'en développer les détails, un type de ces installations, tel que celui de Piatigorsk, pouvant être reproduit partout où cela sera nécessaire. A Geleznovodsk, en concentrant la balnéation dans deux établissements principaux, on aura une surveillance facile et une bonne administration, ce qui ne peut avoir lieu avec le nombre de bains exploités aujourd'hui.

Eaux douces. — Le service d'eau douce est à créer ici comme dans les autres groupes, et ce sera une des premières et une des plus importantes décisions à prendre.

J'ai visité, sur le versant nord du Bechtaou, les sources qui naissent des fissures du microgranulite, dont la plus basse (source n° 5) est à la cote + 358 sagènes ; d'après le tableau ci-dessous qui relate des observations faites au mois de juillet 1882, le débit total des cinq sources serait de 47,500 védros environ par vingt-quatre heures. Leur température moyenne est de 7° R. ; à l'hydrotimètre, elles marquent de 5° à 15° ; ce sont donc des eaux pures et fraîches que l'on peut employer en toute sécurité pour les usages domestiques ; elles fourniront en outre des douches parfaites, car il est supposable qu'elles ne dépasseront pas en moyenne 8° ou 9° R.

Sur un emplacement bien choisi et vers la cote + 353, à quelques sagènes en dessous de la source la plus basse, afin de parer à une diminution du régime, on construira de vastes réservoirs pouvant emmagasiner une centaine de sagènes cubiques; on aura dans la roche du Bechtaou une fondation solide et des matériaux de premier choix. Il ne sera pas utile de soumettre les conduites à la pression

Sources du mont Bechtaou, versant nord.

OBSERVATIONS FAITES AU MOIS DE JUILLET 1882.

SOURCES.	COTE DU SOL EN SAGÈNES.	DÉBIT EN VÉDROS PAR 24 HEURES.	TEMPÉRATURE RÉAUMUR.	DEGRÉ HYDROTIMÉTRIQUE.
N° 1	+ 382,81	4320	7°	5°,25
N° 2	+ 397,84	5760	7°	13°
N° 3	+ 380,06	6171	7°	15°,5
N° 4	+ 365,19	2468	11°	8°
N° 5	+ 358,50	28800	7°,5	14°,5

totale qui résultera de la différence de niveau des réservoirs, c'est-à-dire de l'altitude + 353 sagènes à + 302 sagènes, cote d'arrivée probable des eaux au milieu des groupes ; on répartira cette pression au moyen de bassins intermédiaires, en ne conservant en dernier lieu que la charge nécessaire pour atteindre le point le plus élevé de la canalisation qui serait le sommet de la butte de l'Archevêque, si l'arrosage des promenades hautes est décidé. En cet endroit, les porphyres quartzifères sont en affleurement au sommet du mamelon, et formeront également une excellente fondation pour le réservoir central qui devra contenir au moins 1,250 védros; puis, de la plate-forme de cette construction, transformée en observatoire, on découvrira un horizon plus intéressant encore que du pavillon de l'Archevêque, qui est à + 292$^{sag.}$,5.

Le projet de canalisation ne pourra se faire qu'en complétant la topographie des terrains compris entre le Bechtaou et le versant sud de la montagne de Fer, à partir du thalweg; les relevés topographiques, tout en servant au tracé de la dérivation et de la distribution des eaux douces, seront utilisés pour marquer la direction des routes et des sentiers. Ces divers travaux feront de Geleznovodsk le séjour le plus agréable pour les baigneurs et les touristes; c'est le groupe où la transformation des terrains réservés aux parcs, aux établissements balnéaires et aux promenades sera la plus facile : on y dispose de surfaces considérables, bien situées, et couvertes d'une belle végétation sur laquelle se détachent les rochers agrestes du Bechtaou et de la montagne de Fer. On ne saurait trop recommander aux voyageurs qui vont à Piatigorsk l'excursion du Bechtaou, par le versant sud de la petite vallée de la Geleznaïa, et les admirables horizons du steppe que l'on découvre de son sommet.

L'administration supérieure des eaux minérales du Caucase aura donc tout intérêt à développer cette station, qui à l'attrait d'une situation des plus pittoresques joint l'avantage d'offrir des eaux thermales abondantes.

ESSENTOUKY

Description, géologie. — Pendant mon séjour au Caucase, j'ai reconnu qu'il y avait un accord unanime sur l'excellence des eaux d'Essentouky qui possède des sources alcalines d'une réelle efficacité, et je ne doute pas qu'elles ne soient appelées dans l'avenir à un grand succès, comme le fait augurer le nombre des malades qui s'y rendent actuellement. Cette station m'a paru présenter une étude hydrologique intéressante, offrant même certaines difficultés, car les caractères orographiques du sol et sa constitution géologique ne suffisent pas pour guider l'examen, et fournir une indication utile sur les fonctions du régime des eaux minérales et les causes de son apparition.

Les sources, qui ont toutes un faible débit, émergent dans un vallon parallèle à la rivière Podkoumok, à la base d'un versant qui n'est pas à plus de 10 sagènes au-dessus de ce cours d'eau. La composition du terrain s'aperçoit sous un aspect uniforme ; elle commence par des marnes tertiaires, bleuâtres, légèrement micacées, noduleuses ou quelquefois schisteuses, épaisses d'environ 35 sagènes : Ces marnes sont recouvertes dans le parc de l'établissement de poudingues traversés par des tubulures nombreuses, et dont les éléments ont été fournis par les alluvions anciennes du Podkoumok, que les dépôts calcaires des sources de la région ont ensuite fortement cimentées. Les sources froides du ravin des Gouttes, de Perkalka, au nord de la Machouka, et du mont Youtza, abandonnent encore les mêmes sédiments qui se mélangent aux alluvions anciennes et récentes, et reproduisent de nos jours ce genre de formation. Au-dessus des poudingues, les graviers alluviens reprennent leur facies normal, et sont recouverts par les alluvions des pentes et les terrains remaniés de la surface.

L'absence de phénomènes géologiques visibles présidant, comme à Piatigorsk ou à Geleznovodsk, à l'émission des eaux minérales, avait conduit à deux hypothèses sur les conditions génésiques des sources. On supposait d'abord que les eaux douces du ravin des Gouttes, ou d'autres ayant une origine semblable, s'infiltraient au travers des couches de poudingues, dissolvaient, à la faveur de l'acide carbonique, les sels de soude et de potasse contenus dans les débris de roches feldspathiques qui en sont les éléments constitutifs, et donnaient ensuite naissance aux sources alcalines. D'un autre côté, comme cette dissolution paraissait ne pouvoir s'exercer que sur de petites surfaces, on se rejetait sur un mode d'émission souterraine, mais sans pouvoir, faute de preuves et d'arguments décisifs, affirmer d'une façon absolue cette dernière théorie.

D'après les notes qui me furent remises à Paris, au mois de février 1881, j'avais déclaré que les deux suppositions avaient chacune leur raison d'être, mais que la première, tout en ayant de nombreux précédents, ne trouvait pas à Essentouky une démonstration suffisante. Les poudingues contenant les fragments de roche feldspathique n'avaient pas une assez grande étendue pour que les sels alcalins leur fussent complètement empruntés. Aussi proposai-je à cette date de résoudre la question par une méthode d'examen simple et rationnelle, consistant à circonscrire dans un périmètre tracé à l'aide de sondages le foyer des sources alcalines. En reliant entre eux tous les forages dans lesquels étaient des eaux douces, on formait un périmètre, inscrivant ceux dans lesquels on n'avait rencontré que des eaux alcalines : on obtenait ainsi la certitude de fixer le centre d'émission. Si, au contraire, cette limite ne pouvait être tracée, on suivait en direction le point où elle était traversée ; cela ne pouvait avoir lieu que sur les flancs ou vers le sommet du coteau du Parc, puisque les sources alcalines devaient à priori se trouver en amont et non en aval de leur émergence. Les indications ayant trait à ces recherches furent données dans une note que j'adressais à la date du 20 février 1882.

Lors de ma première visite à Essentouky, mon attention se porta sur ce point essentiel : on avait, d'après mes indications, circonscrit en partie le foyer alcalin, mais il restait à démontrer pour quelles causes les eaux minérales étaient ainsi localisées; c'est ce que je fis par une étude des terrains, et des sources du ravin des Gouttes et du mont Svistoun (mont Siffleur). La coupe géologique n° 20 qui va de cette colline au groupe des sources du parc (pl. n° 38), montre que son sommet est formé par des alluvions supérieures aux poudingues, composées de fragments de calcaire blanc ou jaunâtre, arrondis et méplats, mélangés souvent à des lits de sable fin, également jaune, et recouverts par la terre végétale.

Ces alluvions calcaires ont une épaisseur moyenne de 8 à 9 sagènes; elles reposent sur des marnes blanches fragmentées d'une hauteur de 12 sagènes, superposées aux marnes bleues qui affleurent dans le parc. Le contact de celles-ci avec le gisement des marnes blanches ne pourrait être exactement fixé que par des tranchées ou des sondages; il est, dans tous les cas, supérieur à la prairie où prend naissance le ruisseau des Tortues, au pied du mont Siffleur. C'est là qu'apparaissent les premières eaux, dans une dépression où des débris végétaux se sont accumulés sous forme de tourbes et d'humus. A une faible distance de ce point, on peut voir le commencement des dépôts d'alluvions du Podkoumok, qui s'épaississent vers la source des Gouttes, où elles ont constitué un poudingue disposé en couches de forme tabulaire. La prairie doit marquer le niveau des marnes bleues imperméables, et c'est à travers les alluvions caillouteuses ou conglomérées que circule, sur le versant sud du mont Svistoun, la nappe d'infiltration qui se dirige ensuite vers le Podkoumok.

En suivant le ruisseau des Tortues, on arrive à une chute d'eau de 2 sagènes, créée par le ravinement des marnes bleues sous-jacentes aux poudingues, et bientôt aux sources des Gouttes qui émergent sur les bords du ravin, mais principalement sur la rive droite. En cet endroit, les poudingues ou conglomérats sont absolument semblables à ceux que l'on voit sur le coteau qui borde le ruisseau Djemougha, en face de la source alcalino-magnésienne de la colonie allemande, à 7 verstes de Piatigorsk, et que j'ai désignés précédemment comme les prototypes de cette formation.

A la source des Gouttes, les marnes bleues sont en affleurement; on peut y relever un grand nombre de fractures résultant des actions mécaniques que les terrains ont subies. Ces brisures, dues à des efforts de compression et de retrait, ont été désignées par le savant professeur M. Daubrée sous les noms de diaclases et de leptoclases; elles m'indiquèrent un ensemble de directions dont on pouvait tirer des conclusions favorables au principe de l'émission souterraine des eaux alcalines.

Je m'attachai d'autant plus à ces premières indications que la théorie de la dissolution ne me paraissait plus soutenable depuis la délimitation du périmètre, et que je voyais, aux sources des Gouttes et à celle de la Kislouchka, la nappe d'infiltration chercher une issue vers le thalweg dans des conditions toutes naturelles, et bien différentes de celles que cette théorie leur attribuait. Mes premières investigations furent confirmées par les indices de même nature que je rencontrai bientôt après dans les affleurements éocènes du parc d'Essentouky, derrière le pavillon de la source n° 6, et notamment près de la buvette n° 4, au pied du talus formé par les marnes. En cet endroit, un faisceau de fissures parallèles, remplies de carbonate de chaux et séparées par des intervalles de 3 à 5 verschocks, était bien accusé, et l'orientation N. 20° E. (pl. n° 42) correspondait exactement à l'alignement des sondages qui donnaient dans le périmètre l'eau la plus alcaline (pl. n° 39). Cette concordance m'apparut alors comme l'accident géologique, cause primordiale de l'émission souterraine. On n'avait plus en cet endroit de simples phénomènes de diaclase, mais des fissures principales transformées en filons, dont l'intérieur avait été tapissé par le dépôt des sources minérales.

Deux faits principaux ressortaient avec évidence de cette méthode d'examen : 1° l'indication d'un centre d'émanations hydrominérales; 2° une orientation de fentes correspondant à celle de la ligne de plus grande alcalinité des eaux minérales.

A l'appui de ces premières recherches devaient encore s'ajouter les analyses, le débit fourni par les trous de sonde forés sur la direction N. 20° E., et la détermination du relief souterrain des marnes, qui coïncidait avec la direction relevée sur le sol. Comme on n'avait encore, malgré mes instructions, mesuré le débit d'aucun sondage, je fis commencer des essais dans les nos 46, 47, 48, 49, 50 et 51 au moyen de pompes tubulaires, placées jusqu'à la base des poudingues dans des tubages étanches, pour isoler le contact des terrains supérieurs. Ces essais ne donnèrent qu'un faible volume d'eau, correspondant à peu près à celui de la source n° 18; bientôt les analyses faites avec le plus grand soin par M. Fahmine, l'obligeant directeur du laboratoire de chimie à Piatigorsk, fixèrent rigoureusement le degré d'alcalinité et vinrent sanctionner les premières indications.

Du moment où l'on admettait qu'une nappe d'infiltration aussi importante que celle des gouttes contribuait à la formation de l'eau minérale dans les poudingues, on devait obtenir, suivant toutes les probabilités, un assez fort volume d'eau. Ici, au contraire, le régime paraissait pauvre, et devait avoir son origine au-dessous des poudingues. La déclivité souterraine, que de nombreux profils établis perpendiculairement et parallèlement à la ligne d'alcalinité avaient permis de déterminer avec exactitude, correspondait encore à la direction de la fissure; mais elle ne donnait pas naissance, comme cela a souvent lieu, à une circulation plus active.

Cet ensemble de faits, que je résume une dernière fois, avait pour conséquence d'asseoir sur des bases sérieuses l'hypothèse d'une émission de profondeur bien localisée. Elle s'appuyait : 1° sur la fermeture d'un périmètre tracé autour d'un foyer alcalin (pl. n° 39); 2° sur la découverte de fissures apparentes dans le voisinage; 3° sur la correspondance de ces fissures avec les sondages dont l'eau avait la plus grande alcalinité, et sur le débit constant des trous de sondes suivant cette même direction; 4° enfin sur la constatation d'une température uniforme de l'eau minérale, et d'un dégagement plus actif de gaz acide carbonique dans ces mêmes sondages.

Si je me suis étendu sur ces procédés d'examen, c'est que la genèse des eaux d'Essentouky avait depuis longtemps soulevé bien des controverses. Des deux théories qui avaient été exposées, la moins soutenable, celle de la dérivation souterraine des sources du ravin des Gouttes, avait été seule ingénieusement expliquée, et appuyée de déductions géologiques. Au contraire la deuxième, et la plus probable, restait incertaine, car elle ne reposait sur aucune démonstration. Il importait donc de clore cette discussion par des preuves puisées dans l'étude et l'examen du sol.

La recherche de ce régime avait nécessité plus de cinquante sondages formant une longueur développée de 194 sagènes; il est vrai qu'on aurait pu réduire ce chiffre en limitant le champ d'exploration au voisinage le plus rapproché des émergences, et en suivant, au début des travaux, la marche que j'avais alors indiquée; mais il faut reconnaître que ces sortes d'explorations sont difficiles, qu'elles exigent une assez grande habitude des sondages, et donnent souvent lieu à de nombreuses hésitations.

A la suite de ces recherches, la direction des sources se trouvait donc bien fixée : les sondages n°s 51 et 36 marquaient, au nord de la galerie du N° 18, le point extrême du régime alcalin qui s'écoulait ensuite en aval, sur la pente des marnes. C'est alors que l'on fit l'examen des sources n°s 17 et 18, car leur voisinage impliquait bien l'idée d'une origine commune, d'autant plus que les analyses chimiques démontraient aussi que leur composition générale était la même, mais avec l'absence, dans l'une d'elles, de principes ferreux. Or, quand un fait de cette nature se présente avec des eaux émergeant de terrains identiques, on peut en conjecturer qu'une des sources subit des modifications dans sa circulation souterraine, par le contact d'agents étrangers ou par l'influence des eaux météoriques oxygénées qui pénètrent dans l'intérieur du sol.

Sources n°s 17 *et* 18. — La source n° 18, située en tête des points d'émergence, présentait tous les caractères du type original avec une saveur franchement alcaline et un goût ferrugineux très-accentué. Par là, elle tranchait sensiblement avec la source n° 17, qui se trouvait au-dessous et dont la teneur en acide carbonique et en carbonate de fer était de beaucoup inférieure à la première : il y avait donc apparence d'altération, et c'est ce qui fut établi par l'inspection de la source et de la galerie.

L'eau de la source n° 17, prise dans le bassin de réception construit en contre-bas du sol, au-dessous de la buvette, a une température de 12° R. et donne à l'analyse la composition suivante :

Analyses des sources n°s 18 et 17.

	Source n° 18	Source n° 17
Température	9° à 10° R.	12° à 13° R.
Débit en vedros par 24 h	150	50
Résidu fixe en grammes par litre	9,35000	8,94600
Sulfate de potasse KO,SO^3	»	0,02918
Sulfate de soude NaO,SO^3	»	0,02028
Carbonate de chaux CaO,CO^2	0,37830	0,16499
Carbonate de magnésie MgO,CO^2	0,27510	0,25452
Carbonate de soude NaO,CO^2	4,61550	4,45857
Carbonate de fer FeO,CO^2	0,01181	0,00522
Chlorure de sodium $NaCL$	4,04870	3,99650
Chlorure de potassium KCL	0,02320	»
Silice SiO^2	0,01393	0,02636
Acide carbonique CO^2 libre	1,64220	0,85800
— — — en dissolution	2,22640	2,06800

Quand on pénètre dans la galerie de la source n° 17 (pl. n° 40), on remarque d'abord des suintements presque imperceptibles, qui ne sont même pas visibles dans un branchement ouvert sur la droite, suivant la direction N. 83° E.; puis, vers le milieu, au contact des marnes et des poudingues, on les voit s'accentuer avec une apparence ferrugineuse, il est vrai, mais absolument localisée aux orifices d'émission.Les eaux prises dans le radier et le caniveau d'amenée ont une plus grande saveur, et la minéralisation s'accuse davantage à mesure que l'on s'approche du fond de l'ouvrage où l'on recueille au toit, formé par le poudingue, une eau qui rappelle absolument celle du n° 18. Il y a évidemment dans le parcours de cette galerie, qui a 15 sagènes de longueur, une altération de l'eau minérale par le contact de l'air. Le bicarbonate ferreux étant décomposé, le protoxyde de fer passe à un état supérieur d'oxydation et se précipite ; l'eau minérale, privée alors de ces éléments, arrive à la recette plus chargée proportionnellement de sels de chaux et de magnésie, et beaucoup moins ferrugineuse. L'abondance relative des sulfates avait été attribuée en particulier à la décomposition des matériaux employés pour la construction des rigoles d'écoulement; cela aurait pu être vrai à l'époque de leur mise en service, sous l'influence de la circulation des eaux minérales; mais, après un certain temps, les dépôts ont dû tapisser les parois et arrêter cette décomposition.

Pour compléter ces indications, j'eus soin de faire vider le bassin de réception, ainsi que celui de l'ancien captage qui servait avant le percement de la galerie, afin de vérifier si des eaux sulfatées étrangères ne se mélangeaient pas à celles de la source n° 17 ; ces bassins furent mis à sec et ne laissèrent apparaître aucun suintement. On évacua de même les eaux qui séjournaient dans la galerie, et, après avoir barré en amont la venue de la source, on fit une ouverture dans le béton du radier pour examiner si un niveau d'eau circulant par-dessous, pouvait, en le traversant, causer une perturbation quelconque. Ces vérifications, faites avec un très-grand soin par M. l'Ingénieur en chef Wallberg, n'amenèrent dans ce sens aucune découverte, et les premières indications se trouvèrent ainsi définitivement confirmées. On avait pu se convaincre en même temps que l'eau minérale ne s'était pas frayé de nouvelles issues au contact des marnes et du béton, comme on l'avait supposé en cherchant à se rendre compte des variations survenues depuis quelques années dans le débit de la source n° 17.

On pourrait encore objecter que la diminution du protoxyde de fer a pour cause une plus grande rareté de cet oxyde dans les conglomérats avoisinants, mais la roche a partout le même facies et la même composition; l'altération est donc bien due à la décomposition des carbonates ferreux pendant le cheminement de l'eau minérale dans la galerie, et les conditions de la source n° 17 sont parfaitement établies. Quel que soit d'ailleurs le mode de transformation, il est évident que cette eau est digne de toute l'attention du corps médical, qui lui a réservé à juste titre une place magistrale parmi les eaux minérales du Caucase; elle est recherchée surtout pour l'absence des principes ferreux qui existent, au contraire, dans la source n° 18. Si pendant les travaux d'avancement de la galerie n° 17, on obtenait des eaux plus chargées de bicarbonates ferreux, se rapprochant par là de la source n° 18, on arriverait, j'en ai la conviction, par des batardeaux et des barrages aménagés convenablement, à reproduire l'eau du n° 17, telle qu'elle est employée aujourd'hui.

La source n° 18 n'a pas nécessité les mêmes recherches au point de vue de sa composition : des conditions normales de provenance et d'écoulement en font le type de la station d'Essentouky. Une légère différence dans sa température la distingue de la précédente, car, au bassin de captage, construit à l'extrémité d'une galerie de 6$^{sag.}$,50 de longueur, elle accuse 8°,8 R. ; c'est 3° à 4° de moins que la source n° 17, dont le séjour prolongé sur les rigoles et dans les bassins de réception élève la température à 12° ou 13° R.

Elle n'est pas non plus captée de la même façon. En examinant la ligne d'affleurement des poudingues figurée dans les coupes (pl. n° 40), on voit que la galerie n° 17 a été percée à travers les marnes éocènes, au-dessous des poudingues qui en forment le toit et le front de taille, à 15 sagènes de l'entrée; tandis que l'ouverture de la galerie n° 18 a été pratiquée à 0$^{sag.}$,80 environ au-dessus de la précédente, dans une échancrure du sol, où l'eau alcaline émergeait naturellement des poudingues. On a ensuite cheminé dans la masse des alluvions conglomérées, de sorte que, après un avancement de 6 sagènes, on était au-dessus du gisement des eaux minérales qu'il a fallu rechercher par un petit forage vertical de 6 sagènes de profondeur.

De ces deux galeries, la première a été entreprise à un niveau trop inférieur; la deuxième, au contraire, s'est trouvée engagée au-dessus de l'horizon d'écoulement des sources, et toutes les deux ont été arrêtées beaucoup trop loin du foyer alcalin qui vient d'être déterminé par l'étude du périmètre. Quelques sondages et un profil géologique auraient cependant donné le plan exact de l'ouvrage que l'on entreprenait, et indiqué le lieu d'origine des eaux minéralisées.

L'eau de la source n° 18 est donc obtenue par ascension, c'est le trou de sonde vertical qui l'amène dans le bassin de réception hermétiquement fermé, d'où elle est ensuite dirigée, à l'abri des agents atmosphériques, jusqu'à la buvette (pl. n° 40). L'utilité de ce trou de sonde s'était imposée, car du moment où l'on ne cheminait pas au plan le plus inférieur de la circulation des eaux alcalines, on ne devait les obtenir qu'ascensionnellement en utilisant la pression donnée par la pente du terrain, puisque le foyer supposé des sources se trouve vers les sondages n°s 51 et 36 (pl. n° 39). Mais en élevant ainsi le niveau d'émergence, on ne pouvait plus capter le volume total des eaux, dont une partie devait continuer à couler au contact de la marne et du poudingue. Cette observation résulte de l'aspect général du régime : toutes les traces alcalines que l'on rencontre en aval, dans les marnes de la galerie n° 17, ainsi qu'à la buvette n° 6, ne doivent être que des dérivations souterraines de l'amont.

Si la recherche de la source n° 18 avait été conduite sur la marne, elle aurait pu recueillir dans son parcours tous les perdants alcalins, soit par la galerie principale, soit latéralement par des recoupements faits après coup; car les deux sources n°s 18 et 17 ont bien certainement une même origine, et les galeries dépendront encore davantage l'une de l'autre, quand on aura atteint le foyer alcalin. A ce moment, si toutes les eaux minérales peuvent être captées près d'un centre qui paraît fixé dès à présent par les sondages n°s 36 et 51, on devra en restituer une certaine quantité à la galerie n° 17 pour reproduire son type d'eau minérale. Cette reconstitution aura lieu par les travaux que je vais brièvement indiquer.

La source n° 18 se trouvant en amont du n° 17, on reprendra en galerie, sur la droite, avec une orientation N. 46°,20' E., la tranchée ouverte en 1874 sous le nom de Tranchée n° 2, que l'on conduira dans la direction des sondages n°s 27, 28, 50, 51 et 36, jusqu'à l'approche du point d'épanchement souterrain, le plan d'attaque étant maintenu rigoureusement à la base des poudingues. On laissera fonctionner l'écoulement de la galerie principale du n° 18, et l'on aura celle du n° 17 pour observer les variations du régime (pl. n° 41).

Quand on arrivera à la hauteur du sondage n° 50, l'avancement entrera dans la direction N. 20° E., dont il a déjà été parlé, et l'on se trouvera dans le prolongement de la galerie n° 17. C'est à ce moment que des influences pourront être constatées sur cette dernière source; mais si aucun changement n'est révélé, c'est que la dérivation souterraine qui l'alimente a son écoulement plus à l'est. L'urgence s'imposera alors d'entreprendre une galerie en travers de la pente pour arrêter et recueillir les eaux alcalines qui s'échapperaient de ce côté (pl. n° 39).

Suivant les données fournies au cours des travaux, la galerie nouvelle du n° 18 sera poussée jusqu'à la découverte du foyer alcalin, afin de se rendre un compte exact de la direction de l'écoulement et du mode d'émission, ce qui déterminera la forme et la construction du captage définitif. Si l'on se trouve en présence d'une émission unique, il faudra dégager son ouverture et l'élargir, en ayant soin de l'isoler du contact des eaux douces par une solide maçonnerie de briques cimentées. La rencontre du griffon devant avoir lieu à une cote supérieure à l'émergence actuelle, il faudra se garder d'en relever le niveau, ce qui diminuerait forcément le débit; au contraire, il conviendra peut-être de le déprimer, si toute la pente n'est pas utilisée pour arriver à la buvette, de façon à augmenter la vitesse d'écoulement, et par suite le volume de la source. La galerie principale n° 18 deviendra alors le travail accessoire, mais elle sera prolongée dans une direction N.-O. pour recueillir sur la gauche les pertes du régime, si les travaux précédents n'ont pas complètement capté le lieu d'émission, ou même si, après les recherches, on retrouvait encore en amont quelques suintements alcalins. Ainsi, les deux galeries disposées en éventail au N.-E. et au N.-O. auraient les mêmes fonctions : elles seraient destinées à reprendre les eaux minérales qui seraient dérivées de l'amont.

La construction de ces ouvrages nécessitera les dispositions suivantes : on abaissera d'abord l'amorce de la galerie de recherche sur la droite de la buvette n° 18, pour arriver au sommet de la marne éocène et suivre ce terrain. Le plafond et les côtés étant taillés dans le conglomérat, on n'aura pas de maçonnerie à faire, toutefois les parties friables de la roche devront être consolidées. Si les alluvions conglomérées présentent quelques ondulations, on les suivra par des reprises successives, en cherchant cependant à maintenir une pente régulière dans le radier. De même, si les eaux sont captées sur un seul point, les banquettes et les rigoles qui ont été prévues n'auront plus leur raison d'être : un simple tuyau suffira pour en amener une partie à la buvette, et le reste sera dirigé vers les réservoirs par une des deux conduites en poterie noyées dans le béton du radier (pl. n° 41). L'autre conduite sera destinée à recevoir les suintements alcalins qui pourront se manifester sur tout le parcours pendant et après les travaux. On ne devra plus, dans ce cas, avoir recours au revêtement à double enveloppe dont j'avais parlé avant ma visite à Essentouky, parce que les eaux ne suintent pas exclusivement, comme cela avait été dit, de la paroi des poudingues. Enfin des analyses seront faites au fur et à mesure de l'avancement des ouvrages.

Les développements qui précèdent, complétés par les profils géologiques figurés dans les planches n°s 40 et 41, dispensent de plus longs détails sur la recherche de la source n° 18. La galerie n° 17 qui n'est pas employée à la découverte des eaux alcalines, sera néanmoins conservée; à sa jonction avec celle du n° 18, on dirigera sur son radier un filet d'eau minérale pris au tuyau de la source n° 18, que l'on fera couler dans une série de bassins échelonnés à la suite les uns des autres. Ces bassins, peu profonds, seront destinés à prolonger le séjour de l'eau au contact de l'air, pour précipiter les sels ferreux et reconstituer l'eau minérale du type n° 17 (pl. n° 41).

Buvettes. — Comme à Piatigorsk, il est urgent de faire disparaître dans ce groupe tous les engins mécaniques qui servent à l'élévation des eaux : ce doit être une règle invariable. Cette modification entraînera la réinstallation de la buvette n° 17 un peu plus bas, dans un emplacement que les nouveaux travaux détermineront.

La même remarque s'applique à la source n° 6, pour laquelle on trouvera un endroit très-convenable sur le bord du chemin, à 7 sagènes environ de l'installation actuelle (pl. n° 42).

Quant à la source n° 4, le terrain se prête moins bien à un déplacement, le sol qui l'entoure étant uniformément plat; toutefois on obtiendra un puisage à la main, en abaissant le bassin et en y donnant accès par des gradins, la différence de cote entre le sol et le niveau statique de l'eau n'étant que de 1 archine à peu près. Comme cette source n'est pas captée, on devra la préserver par une maçonnerie étanche de l'introduction des eaux pluviales et des infiltrations du

Analyses des sources n°s 4 et 6.

	Source n° 4.	Source n° 6.
Température	8°5 à 10° R.	12° R.
Débit en védros par 24 heures	120	182
Résidu fixe en grammes par litre	5,76800	5,3740
Sulfate de potasse KO,SO^3	0,03700	traces
Sulfate de soude NaO,SO^3	0,84010	traces
Phosphate de chaux $CaO,2HO,PhO^5$	traces	traces
Chlorure de potassium KCL	»	0,02990
Chlorure de sodium NaCL	2,17260	2,77150
Bromure de sodium NaBr	0,00870	0,01040
Iodure de sodium NaI	0,00110	0,00800
Carbonate de soude NaO,CO^2	2,16424	3,18750
— de chaux CaO,CO^2	0,23150	0,34750
— de magnésie MgO,CO^2	0,25950	0,20620
— de fer FeO,CO^2	0,00290	0,01650
— de lithine LiO,CO^2	traces	traces
— de baryte BaO,CO^2	traces	traces
— de strontiane Sto,CO^2	traces	traces
Silice SiO^3	0,02050	0,31980
Acide carbonique CO^2 en dissolution	1,13640	1,59030
— — — libre	1,13480	1,81550

ruisseau de la Kislouchka. La planche n° 42 donne pour ces deux buvettes la disposition des travaux à faire, avec l'élévation des kiosques qui les abritent et que l'on pourra conserver.

Sources sulfureuses alcalines. — En dehors des sources n°s 4, 6, 17 et 18, qui sont toutes situées à l'affleurement des marnes, Essentouky possède des eaux alcalino-sulfureuses également en usage, et réparties sur une faible surface dans le vallon de la Kislouchka. Comme pour les sources précédentes, leur mode de formation et de gisement a été diversement expliqué. D'après les documents qui m'avaient été envoyés de Piatigorsk, j'avais conclu à la formation des sulfures par la décomposition des gypses au contact des matières organiques végétales qui se rencontrent dans les terrains du vallon. C'est, en effet, le phénomène chimique qui donne naissance à bien des eaux sulfurées; mais il y avait lieu ici de tenir compte de la présence des eaux alcalines qui pouvaient apporter les sulfates de chaux indispensables à la formation des sulfures ; cet apport était possible par les écoulements d'eau minérale qui se rencontrent sur le versant du parc d'Essentouky et qui se perdent dans le marais de la Kislouchka. Cependant l'analyse n'indiquait pas de traces très-appréciables de sels alcalins sulfatés dans les eaux superficielles ; il était alors évident que le régime des sources sulfureuses se montrait avec toutes les chances d'une circulation plus profonde, n'empruntant rien aux alluvions supérieures qu'il traversait pour arriver au sol. Il fallait éclaircir ce point encore obscur de la genèse de ces eaux, pour en guider la recherche et déterminer la nature des travaux à exécuter.

Un sondage entrepris au mois d'octobre 1874 (le n° 5) à proximité de la source n° 26 fournissait un argument d'une certaine valeur à l'appui d'une minéralisation en profondeur; c'était le seul trou de sonde ancien qui fut tubé, et il accusait évidemment des eaux d'une provenance différente de celles de la surface.

Son analyse donnait aussi des preuves irrécusables de la présence de sels alcalins et du gaz hydrogène sulfuré; cela établissait encore de fortes présomptions pour que les eaux alcalines sulfureuses fussent, à la faveur de ce tubage, amenées de la base des alluvions qui reposent sur les marnes éocènes. C'est ainsi que je fus conduit à décider le sondage n° 53, placé en aval du n° 42, et dont j'indiquais d'une manière précise, en raison de son importance, les détails d'exécution qui furent observés avec un soin tout particulier (pl. n° 43).

On devait d'abord isoler par un tubage, dans les terrains d'alluvions, le régime de la nappe d'infiltration; puis, après des analyses et des essais sur la température et le débit, on recommençait la série des expériences à la partie inférieure des couches remaniées, et enfin au sommet de la formation tertiaire. Ces essais devaient être rendus indépendants les uns des autres par des tubages.

Les résultats de ce procédé, que j'ai souvent appliqué dans mes recherches, furent très-satisfaisants. On fit d'abord la constatation de la qualité des eaux superficielles, dont le niveau est à 1 archine du sol et qui marquèrent une température de 8°,5 R.; puis on les isola par un tubage en tôle de 6 $^{\text{versch.}}$2 de diamètre descendu dans une couche de marne sèche, jusqu'à 1$^{\text{sag.}}$,046. On continua ensuite le forage pour préparer une deuxième vérification dans les couches sous-jacentes, où l'on rencontra des marnes ayant une légère odeur d'hydrogène sulfuré, qui s'accentua jusqu'à la découverte d'une zone du même terrain, humide, tendre, et superposée à un lit mince d'alluvions calcaires analogues à celles des pentes du mont Svistoun. On reconnut alors que ce niveau d'alluvions caillouteuses de 2 à 3 verschocks d'épaisseur donnait passage à une nappe indépendante de la première, qui fut vérifiée par la pompe et dont on put apercevoir la circulation au moyen d'un miroir placé à l'orifice du sondage; puis des analyses démontrèrent qu'à cette profondeur on obtenait une eau bien différente et dont la composition est ici reproduite.

Sondage n° 53. — Analyses des eaux.		
Profondeur	$0^{sag.}328$	$1^{sag.}812$
Température	8°5 R°	11°5 R°
Degré sulfhydrométrique	—	7°3
Résidu fixe en grammes par litre	5,24000	2,01600
Acide sulfurique SO^3,HO	1,34800	0.18060
Chlore Cl	0,61572	0,33154
Carbonates alcalins KO,CO^2. NaO,CO^2	1.76340	0,91696
— alcalino-terreux CaO,CO^2. MgO,CO^2.	0,14972	0,29944
Chaux CaO	0,06828	9,20547
Magnésie MgO	0,12322	0,06557
Potasse KO	—	0,20320
Soude NaO	—	0,53588
Acide carbonique CO^2, en combinaison	0,79788	0,51240
Acide sulfhydrique HS, en combinaison	—	0,00172
— — — libre	—	0,00472
— — — total	—	0,00643

(*Analyses de* M. FAHMINE.)

L'eau marquait une température de 11°,5 R. et 7°,3 au sulfhydromètre, chiffre approchant de celui que j'avais constaté à la source n° 26.

Le troisième opération fut semblable aux précédentes; elle consista dans la pose d'un second tubage étanche, ayant pour but de faire un dernier essai des eaux qui pouvaient être encore rencontrées dans les marnes.

La base de ce tubage reposait à $2^{sag.},090$ de profondeur au-dessous du deuxième niveau. On approfondit alors le trou de sonde jusqu'à $2^{sag.},33$ pour dégager le pied de cette dernière colonne, et l'on remarqua après ce travail que le niveau statique se tenait à $0^{sag.},784$ en dessous de la première nappe rencontrée à $1^{sag.},812$ de profondeur (pl. n° 43). L'isolement était donc complet et les différents niveaux avaient été nettement séparés dans cette expérience, non-seulement par les tubages, mais aussi par la présence des marnes sèches qui recouvraient la petite couche d'alluvions où circulaient les eaux minérales sulfureuses. L'analyse confirma ensuite cette distinction, si nettement établie; de plus, on remarqua que les épuisements n'avaient exercé aucune influence sur le sondage voisin n° 42.

La saison assez avancée ne permit pas de renouveler ces expériences, qui ont donné des indications précieuses sur le gisement peu étudié de ces eaux minérales froides. Il est à présent démontré que pour les atteindre il faut négliger les niveaux supérieurs, comme celui de la source Ponomareff, et descendre dans les alluvions anciennes représentées par ce lit peu épais de fragments calcaires arrondis, intercalés entre les marnes remaniées et imperméables.

Je crois devoir insister sur l'importance qu'il y avait à préciser ce point d'émission des eaux sulfureuses, surtout depuis qu'il était question d'assécher le vallon de la Kislouchka, car on ne pouvait, faute d'indications exactes, que former des conjectures plus ou moins rationnelles sur le trouble que ce dessèchement était capable de jeter dans leur régime. Dans une réunion qui eut lieu à Piatigorsk avec MM. les ingénieurs du service des mines, je fus consulté sur cette question, et tout en constatant l'influence qu'ont en particulier les drainages sur l'écoulement des nappes d'infiltration, je déclarai ne pouvoir formuler un avis précis avant l'exécution des sondages, que j'avais déjà plusieurs fois réclamés. Il est plus facile maintenant d'exprimer une opinion : la différence d'origine des niveaux et leurs horizons étant exactement déterminés dans le système des alluvions, le drainage des terrains marécageux du vallon de la Kislouchka apparaît désormais comme un travail très-praticable, et ne pouvant nuire au régime des eaux sulfureuses alcalines.

Captage des eaux sulfureuses. — L'obtention des eaux sulfureuses alcalines ne sera plus qu'une question de moyens à employer pour les capter et ne donnera lieu à aucune incertitude, si l'on a soin de fixer exactement le point de la recherche par quelques nouveaux trous de sonde qui auront l'avantage de contrôler les indications du n° 53; mais il est de la première importance que ces travaux soient faits avec le plus grand soin et accompagnés d'analyses, d'essais de débit et de température, ce qui n'avait pas eu lieu dans les études antérieures.

Là où il aura été reconnu que la nappe est la plus abondante et la mieux minéralisée, on en fera le captage. Ce but sera atteint en faisant un trou de sonde à grande section et en le tubant jusqu'aux marnes, puis en descendant un deuxième tubage fait d'anneaux en ciment ou en béton très-fin, qui seront descendus jusqu'à la couche aquifère (pl. n° 43). L'opération terminée, on relèvera le tube extérieur pour couler du ciment dans le vide qu'il aura laissé, ou bien on le gardera comme tubage de protection, mais en fermant l'espace annulaire par un bétonnage. C'est ainsi que j'ai fait le captage des eaux sulfureuses d'Enghien, près Paris, et ce travail a plus de quinze années d'existence. Avec un cuvelage en bois, on aurait un résultat identique; l'emploi de l'un ou de l'autre système devra dépendre des facilités que l'on rencontrera pour son exécution. L'emplacement de ce captage ne pourra être fixé qu'après les sondages d'études que j'ai recommandés, mais on peut déjà supposer qu'il sera très-rapproché du n° 53, le régime des eaux sulfureuses alcalines paraissant être localisé dans ce voisinage.

De toutes les sources sulfureuses, celle dite du Manège (n° 26) est la seule qui ait une origine rationnelle ; à 10 verschocks près, sa profondeur correspond à la couche reconnue comme l'horizon des eaux minérales. J'en ai vérifié le fond à $1^{\text{sag.}}$,59 du sol, et je pense qu'on arrivera facilement à la capter : un cuvelage rectangulaire protège imparfaitement l'ascension de l'eau minérale à travers le terrain ; sa grande section permettra d'en descendre un second de forme circulaire, et le vide compris entre les deux sera rempli par un coulage de ciment de Portland à prise lente, qui garantira la source contre les infiltrations des eaux superficielles ; puis un trou de sonde, garni d'un tronçon de tube en bois, mettra le niveau de l'eau sulfureuse en communication régulière avec le cuvelage dans lequel plongera la pompe élévatoire.

La source n° 26 fournit aux bains l'eau dont le titre sulfhydrométrique est le plus élevé (8°,4). Pour conserver cet état, il faudra avoir recours à l'emploi d'une pompe dite à piston plongeur avec colonne élévatoire ; celle qui est en usage au puits du Manège répond à peu près à cette indication, mais elle est tellement imparfaite comme construction que son changement est nécessaire si l'établissement des bains est conservé. Ce système a pour fonction d'élever les eaux minérales gazeuses en les agitant le moins possible ; le gaz hydrogène sulfuré, par exemple, étant très-fugace, se dissipe rapidement au contact de l'air : de là une nécessité absolue d'avoir des pompes élévatoires plongeant dans l'intérieur des captages et fonctionnant à une faible vitesse. Le même procédé devra s'appliquer aux nouvelles recherches qui pourront être faites près du forage n° 53.

J'ai critiqué l'emploi de ces appareils pour toutes les buvettes ; mais, dans cette circonstance, je reconnais que c'est le seul moyen pratique pour élever les eaux sulfureuses de l'intérieur du sondage et les amener dans les bains avec toutes leurs propriétés. Il est également utile de réunir les eaux dans des réservoirs en bois, bien fermés pour éviter les influences atmosphériques.

On abandonnera l'ancienne source Ponomareff dont l'eau n'est employée qu'accidentellement ; elle n'a du reste aucune valeur, comparée à celle du n° 26. Enfin je considère comme indispensable, quand les travaux seront terminés, de combler les puits, sources et trous de sonde qui ne seront pas utilisés, parce que leur position trop rapprochée des nouveaux captages pourrait nuire à l'ensemble du régime en mettant en communication les différents niveaux.

Après ces indications, je crois superflu d'examiner les théories qui ont été développées pour expliquer la formation des eaux sulfureuses alcalines d'Essentouky. L'opinion que j'avais émise à ce sujet dans mon mémoire du mois de janvier 1882, était un exposé général, applicable surtout aux eaux minérales sulfurées calciques froides ; mais je n'avais pu entrer dans le détail de leur gisement, les sondages antérieurs n'ayant pas fourni d'indications assez précises. Cette absence de documents a motivé la demande que j'ai faite pour l'exécution de plusieurs sondages dans le vallon de la Kislouchka, convaincu qu'ils fixeraient une fois pour toutes les conditions du régime de ces eaux minérales, ainsi que la profondeur et la nature du terrain où elles circulent.

La provenance de l'eau sulfureuse paraît bien établie aujourd'hui, sauf à attendre le bénéfice d'études ultérieures, car il n'y a eu, pour guider cet examen, qu'un sondage dont les résultats aient été utilisables, le n° 53.

Retenue des eaux alcalines. — Le projet de la retenue des eaux alcalines du versant du parc me semble avoir été envisagé un peu prématurément; car du moment où l'on marchait à la découverte d'un ou de plusieurs griffons alcalins en amont de la pente du terrain, il y avait de fortes présomptions pour que les sources d'eau alcalino-sulfureuse en fussent une dérivation. A présent que les études nouvelles ont fait entrevoir l'hypothèse favorable d'un régime ascendant circulant à la faveur de fissures dans les couches éocènes, et suivant une orientation assez bien déterminée, il est naturel de faire converger d'abord les efforts sur la recherche des eaux alcalines des n°s 17 et 18, sans se préoccuper des sources sulfureuses ni des accidents qui peuvent se présenter dans la suite.

Il est évident que si l'on arrivait à localiser l'émission des eaux alcalines, le barrage de retenue n'aurait plus sa raison d'être, et que si l'on était maître du régime en amont, une digue souterraine en aval deviendrait un travail accessoire et même superflu. L'exécution de cette retenue doit être momentanément écartée, puisqu'elle doit dépendre de celle des galeries n°s 17 et 18; on ne devra donc en faire l'application que si l'on ne parvient pas à circonscrire l'émergence des eaux alcalines, et dans le cas où l'on constaterait quelques pertes importantes en aval. Le captage des sources sulfureuses est également subordonné à ces travaux et ne devra s'entreprendre qu'après celui des sources alcalines.

Eaux douces. — Si l'étude du régime des eaux minérales a pris une place prépondérante dans le programme général d'aménagement des groupes du Caucase, celle des eaux douces et de leur dérivation pour l'alimentation de cette station balnéaire ne le cède en rien à la première comme intérêt et comme utilité.

Quand on visite le parc d'Essentouky, on est frappé de l'aspect chétif des plantations; le sol composé d'alluvions se prête peu au développement de la végétation arborescente, mais cette culture serait bien supérieure à ce qu'elle est si, dès l'origine, on avait eu de l'eau pour l'arroser et l'irriguer. Aux bains, et dans l'hôtel principal de la station, le service d'eau douce fait également défaut, et cela au grand détriment de l'hygiène des malades. Il y aurait cependant peu de chose à faire, comparativement à tout ce qui a été créé jusqu'à ce jour, pour doter ce groupe d'eaux fraîches et potables.

Sources des Gouttes. — Les sources dites des Gouttes, situées à 4 verstes environ d'Essentouky, offrent toutes les conditions désirables pour satisfaire à cette partie essentielle du programme : à l'analyse, elles donnent un faible résidu fixe composé principalement de carbonate de chaux; de plus, elles constituent, avec leur température uniforme de 8°,8 R., une ressource précieuse pour un établissement d'hydrothérapie.

Comme la plupart des sources de la région, elles abandonnent au contact de l'air un léger dépôt calcaire qui agglomère les alluvions, et tapisse les cavités des poudingues d'où elles s'échappent.

Leur émergence est à la cote + 322 sagènes environ, ce qui donnera, pour les amener à un réservoir principal au-dessus de la station de poste, une différence de niveau de 29 sagènes (pl. n° 46). Elles apparaissent en trois points principaux sur les rives du ruisseau des Gouttes, à la base des alluvions conglomérées, et au contact des marnes bleues éocènes (plan géologique, pl. n° 44); mais, quoique disséminées sur un espace de 60 sagènes environ, elles ont une même origine et peuvent être facilement réunies. Le débit, jaugé à différentes reprises par les Ingénieurs du service des mines, est de 30,000 védros par vingt-quatre heures.

Les travaux consisteront à entailler la rive sud du ravin sur une largeur de 4 sagènes environ, en se plaçant en tête de la première source pour recueillir le régime en amont du point où il apparaît, et réunir les conditions favorables à l'établissement du bassin de réception (pl. n° 44). Les sources ainsi captées se déverseront dans un décanteur, puis dans un réservoir collecteur d'une contenance d'au moins 12,000 védros, chiffre nécessaire pour assurer le service pendant une journée. L'alimentation de la station de poste et de quelques fontaines dans la stanitza aura lieu par un réservoir spécial indépendant de celui du captage.

De l'émergence au réservoir en face de la poste, la dérivation aura lieu par un canal en maçonnerie, la pente étant uniforme; on fera partir de ce dernier point la canalisation du parc et de la stanitza, afin d'obtenir la pression nécessaire aux douches de l'établissement des bains et à l'arrosage (pl. n°s 45 et 46).

Les travaux seront précédés de fouilles ou de sondages faits à l'emplacement du réservoir des Gouttes pour le tracé des fondations. Un nivellement et des jaugeages, répétés pendant une saison, seront indispensables pour fixer les conditions du projet, et le devis de la canalisation.

C'est une des premières améliorations à entreprendre pour ce groupe; elle est au moins aussi utile que l'aménagement des sources alcalines. Avec une distribution d'eau douce, le succès de cette station sera assuré et les baigneurs y trouveront les conditions hygiéniques indispensables à leur traitement.

Établissements balnéaires. — Suivant l'avis formulé par Son Excellence le général Svistounoff, Essentouky devra posséder un établissement de bains alcalins contenant 22 baignoires, dont la moitié sera réservée à des bains d'eau douce pour les dissolutions alcalines. A la suite des jaugeages que j'ai fait faire dans les divers trous de sonde, je ne puis affirmer que l'on aura un volume d'eau minérale suffisant pour alimenter les bains alcalins. Les sources actuelles n'annoncent pas une circulation bien active dans l'intérieur du sol, et je crois devoir, d'après ces données peu favorables, prémunir l'administration contre des espérances qui pourraient ne pas se réaliser complètement.

Je ne doute pas cependant que les galeries dirigées vers le point de provenance supposé des eaux minérales n'améliorent les conditions d'écoulement des sources, qui actuellement s'épanchent difficilement au contact des marnes et des poudingues. Dès qu'elles seront dégagées, leur parcours, qui a lieu par des ouvertures étroites, se trouvera plus libre, et le débit augmentera certainement. Si l'on joint à ces causes les chances que l'on a d'élargir dans la fissure leur orifice d'émergence, on comprend qu'il soit logique d'entrevoir une amélioration sensible. Néanmoins cette solution reste dans le domaine de la découverte et de l'expérience, et c'est une des raisons qui militent en faveur d'un service d'eau douce, avec lequel on donnera comme par le passé des bains alcalins composés.

Aujourd'hui le débit des sources n°s 17 et 18 n'excède pas 200 védros par vingt-quatre heures; c'est donc une valeur absolument négligeable dans l'étude du programme. En supposant ce rendement doublé et même quadruplé, ce que l'état actuel ne fait pas espérer, il ne pourra suffire à la balnéation et devra être emmagasiné à l'avance, soit dans le sous-sol des bains, soit dans les galeries converties en réservoir. Certains établissements balnéaires de l'Europe qui ne possèdent que des sources d'un faible débit accumulent ainsi, avant la saison des bains, des volumes importants d'eau minérale alcaline qui a la propriété de se conserver longtemps sans altération : cet approvisionnement pourra également se faire à Essentouky. Aux bains alcalins on adjoindra deux salles d'hydrothérapie avec piscines pour hommes et pour dames; l'eau dérivée de la source des Gouttes, qui marque 8°,8 R. à sa sortie des conglomérats, arrivera encore à ce service dans d'excellentes conditions.

Le deuxième établissement de bains d'Essentouky (pl. n° 48) sera affecté aux eaux sulfureuses alcalines, et recevra 12 baignoires. Je l'ai maintenu isolé du premier, parce que ces eaux sont appliquées à des traitements spéciaux et qu'elles répandent dans les bâtiments une odeur désagréable pour les personnes qui ne sont pas obligées de les employer; et aussi à cause de sa position sur le lieu même de production des eaux sulfureuses, en face de la buvette n° 6. Ces raisons ne pourraient cependant pas être un obstacle insurmontable à leur réunion aux premiers, car il y aurait évidemment avantage à n'avoir qu'une même administration et qu'un seul système de chauffage; toutefois ces bains devraient être compris dans une annexe ou dans une partie séparée du bâtiment principal. Quelle que soit la décision qui sera prise à cet égard, il faudra, dans tous les cas, prévoir une installation spéciale pour l'élévation des eaux sulfureuses qui devra se faire sur l'emplacement du captage.

L'ancien bâtiment des bains sulfureux sera conservé provisoirement; si la position qu'il occupe ne gêne pas l'organisation des promenades, on l'utilisera comme refuge ou comme gymnase couvert.

Le ruisseau de la Kislouchka, redressé et couvert dans la traversée du nouveau parc, recevra la décharge des baignoires et des appareils d'hydrothérapie.

Toutes les conditions favorables pour l'écoulement et l'arrivée des eaux sont donc réunies à Essentouky ; les seules objections que l'on puisse faire au choix des emplacements affectés aux établissements balnéaires, c'est leur faible altitude par rapport à la vallée, ainsi que la présence à proximité du sol des eaux superficielles qui forment les marais voisins et qui nuisent aux conditions hygiéniques de cette station.

Pour obvier à ces inconvénients, on tiendra le plan général des établissements à une certaine hauteur au-dessus du sol, et par des travaux de drainage et d'assainissement on asséchera les terrains voisins.

Embouteillage. — Une dernière observation qui a trait à l'exploitation des sources d'Essentouky est celle de l'embouteillage de la source n° 17, dont l'eau est élevée du bassin de réserve avec la pompe de la buvette qui la projette ensuite dans les bouteilles. Ce système est défectueux, car l'eau ainsi agitée perd une grande partie de ses qualités.

Quand les galeries seront exécutées et le pavillon de la source n° 17 redescendu au niveau de l'émergence, on prendra soin de conduire l'eau minérale au magasin d'embouteillage par une conduite directe, fonctionnant sous une faible charge.

Les eaux alcalines d'Essentouky, embouteillées, sont appelées à une très-grande vogue ; si l'on prend soin de les propager en Russie pendant quelques années, leur exportation donnera certainement lieu à un revenu important.

Source amère de la colonie Nicolas. — Il en sera de même pour la source amère, située au N.-E. de la colonie Nicolas, à 7 verstes au nord de Piatigorsk. C'est une eau alcaline très-appréciée, résolutive et purgative, contenant une forte proportion de sulfates de soude et de potasse.

Elle émerge sur la rive gauche du ruisseau de Djemougha, à travers des alluvions renfermant de gros blocs de microgranulite, qui recouvrent à cette place les marnes éocènes. De l'autre côté du ravin creusé par le ruisseau, on aperçoit les mêmes poudingues que ceux d'Essentouky, ce qui semble indiquer une origine identique à celles des sources n°s 17 et 18.

Il y aurait peu de travaux à faire pour organiser l'embouteillage de cette eau alcaline, et l'on en retirerait sûrement un parti aussi avantageux que celui de la source n° 17.

Analyse de la Source amère.	
Résidu fixe en grammes par litre.	20,3400
Sulfate de chaux CaO,SO^3.	2,2440
— potasse KO,SO^3	0,0436
— soude NaO,SO^3.	8,5601
Chlorure de sodium $NaCl$	5,3547
— magnésium $MgCl$	3,5338
Carbonate de magnésie MgO,CO^2.	0,4325
Silice SiO^2.	0,0064
Acide carbonique CO^2, en dissolution.	0,1239

Promenades, drainage du vallon de la Kislouchka. — Essentouky n'a pas de promenades; il n'y a guère que dans le fond de la vallée que l'on rencontre des endroits ombragés, qui sont rendus impraticables par l'humidité des terrains et le manque de communications.

Une dérivation bien étudiée des eaux superficielles changera ces conditions défavorables, et cela sans danger pour le voisinage des sources sulfureuses, puisque la nappe d'eau minérale découverte au sondage n° 53 n'offre aucun rapport avec celle qui est au-dessus. On aura toutes facilités pour drainer les eaux superficielles et les diriger vers le Podkoumok; mais avant de mettre à exécution ce projet, il faudra compléter les renseignements déjà acquis au moyen de nouveaux sondages d'exploration, échelonnés suivant la ligne de plus grande pente pour reconnaître la nature du terrain. Rien n'est plus variable en effet que la composition des alluvions, surtout quand on s'éloigne du centre du thalweg : sur les rives, elles se mélangent aux débris des roches et aux alluvions des pentes ; puis de fortes crues suffisent pour occasionner l'éboulement des berges et remanier ces dépôts essentiellement meubles.

Dans le ravin de la Kislouchka ce dernier état paraît dominer, car la petite zone de cailloux dans laquelle les eaux minérales ont été rencontrées n'appartient pas aux véritables alluvions du Podkoumok; mais à celles qui leur sont supérieures et que l'on voit au sommet du mont Svistoun et dans le steppe voisin (pl. n° 38).

On devra donc, avant de dresser les plans et coupes des rigoles de dessèchement du ravin, préparer un profil général établissant la superposition des couches et le niveau des eaux superficielles. En limitant la position des drains à l'évacuation de celles-ci, on est à peu près certain qu'aucune action ne sera exercée sur le régime des sources minérales qui circulent au-dessous. Si même elles ont entre elles un contact quelconque, ce qui est peu probable, il ne peut avoir lieu que sur de faibles espaces, et malgré ce rapprochement, le mélange se ferait encore difficilement, étant donné bien entendu que le régime inférieur ne serait pas notablement abaissé.

On sait que lorsque les nappes sont en contact ou superposées, elles subissent les effets de la pression hydrostatique, mais ne se mélangent pas; cette séparation a surtout lieu lorsque les eaux sont de température, de qualité et de densité différentes. Si donc on entreprend l'assainissement des marais du parc d'Essentouky, ce projet, qui a une certaine importance pour l'avenir de la station, a toutes les chances de réussite, mais en maintenant le drainage dans les couches superficielles et à une profondeur ne dépassant pas une demi-sagène.

Les terrains à drainer n'occupent qu'une faible surface : un collecteur principal recueillant la source d'eau douce, près des bains alcalins, et quelques drains latéraux convenablement disposés dans le marais (pl. n° 47) abaisseront sans trop de difficultés les eaux d'infiltration.

Il y a une différence de niveau d'environ 3 sagènes entre l'entrée sud-ouest du parc près de l'établissement (+ 281$^{sag.}$,30), et son extrémité, à la hauteur de la source n° 4 (+ 277$^{sag.}$,60). De ce point en suivant la direction sud, on arrive à la cote + 275$^{sag.}$,60, au confluent de la Bougounta et du Podkoumok, après avoir traversé un seuil peu étendu qui est situé à la cote + 279 sagènes. Entre la cote + 281$^{sag.}$,30, point de départ de la ligne de nivellement, et celle de la rivière + 275 sagènes, on relève une distance de 937 sagènes, ce qui donne une pente moyenne de 0,0056 par sagène (pl. n°s 45 et 46).

Un système mixte consisterait encore à drainer avec les conduites la surface du parc, et à laisser en tranchée jusqu'à la rivière la section sud, à partir de la cote + 277$^{sag.}$,6. On donnerait dans ce dernier parcours des dimensions assez grandes au fossé d'écoulement, et comme on approcherait en cet endroit du centre de la vallée, on retrouverait des alluvions plus perméables dans lesquelles les eaux pourraient s'absorber tout en suivant leur cours. Cette combinaison diminuerait presque de moitié la dépense. Le plan du drainage du ravin de la Kislouchka (pl. n° 47) a été tracé d'après la méthode adoptée pour l'assèchement des terres cultivables; les conditions particulières du sol et la topographie du terrain amèneront nécessairement une modification dans le nombre et la distribution des drains.

Les hypothèses que nous avons développées au sujet des sources alcalines des galeries n°s 17 et 18 impliquent bien l'idée d'une émission ascensionnelle, en amont du thalweg de la Kislouchka; par conséquent, toutes les eaux minérales qui s'épanchent à la surface des marnes, doivent s'écouler sur les pentes et se perdre ensuite dans les alluvions que forment le fond du vallon, contribuant ainsi à la création des sources alcalines sulfurées. Supprimer totalement ces émergences d'eau alcaline, ce serait peut-être atténuer la composition chimique des sources sulfureuses; aussi tous les efforts devront-ils converger au maintien, même artificiellement, du régime alcalin dans ses manifestations les plus secondaires.

La recherche du griffon principal réussissant par le prolongement de la galerie n° 18 diminuera peut-être ces perdants alcalins; c'est un phénomène qu'il faudra observer pendant l'avancement des galeries, et même quelque temps après leur exécution. Si la suppression de toutes ces petites sources qui coulent au bas de la pente du parc a lieu, on fera la restitution des eaux aux buvettes par une prise faite sur les galeries. Si au contraire ces faibles suintements continuent à se manifester, c'est que le réseau des fissures souterraines sera plus étendu, et compris entre les sources n° 18 et n° 4 : ils seront alors réunis pour être conduits par des trous de sonde à la base des alluvions, où ils pourront concourir dans une certaine proportion à l'entretien de régime des eaux minérales sulfureuses; mais on prendra soin d'isoler les eaux douces que l'on trouve çà et là sur le versant, et qui devront être dirigées sur le drain collecteur.

Il est enfin un dernier complément de travail qui a son importance et qui me semble devoir être indiqué : il se rapporte aux conditions du sol après l'assèchement du marais. Les humus et débris organiques qui couvrent la surface du vallon de la Kislouchka, sont perméables et rendent le terrain des promenades toujours humide; il faudra, si cela est possible, recharger sur une demi-archine environ d'épaisseur la surface de cette partie du parc, principalement les allées, les emplacements des buvettes et les endroits de repos. Ce travail assainira les terrains ombragés que les promeneurs ne peuvent fréquenter dans l'état où ils se trouvent; on peut d'ailleurs avoir dès à présent une idée de cette amélioration par les remblais qui ont été faits près des bains alcalins. Les terrains seront empruntés aux talus qui entourent la source n° 4, ou bien aux déblais de la tranchée allant à la Bougounta, si le roulage n'est pas trop éloigné, et mieux encore à ceux des galeries n°s 17 et 18.

Parc. — Le tracé des allées du parc (pl. n° 48) a besoin d'être modifié pour augmenter et faciliter le parcours des promenades; les chemins souvent étroits se recoupent et s'entre-croisent sans direction déterminée. Une route circulaire carrossable, suivant tout le périmètre extérieur du terrain, sera utile pour mettre en communication les points les plus opposés.

Les plantations devront être continuées partout où cela est possible, principalement dans le voisinage de la source n° 4, et sur le versant qui y conduit depuis l'établissement des bains. Cette pente une fois drainée, et recouverte par des terres rapportées pour masquer les drains et régulariser les aspérités du sol, recevra des sentiers qui relieront les promenades du ravin à celles de l'ancien parc. On fera bien d'ajouter la parcelle de terrain qui se trouve au nord-ouest entre la limite du parc et la route; la promenade est resserrée en cet endroit et il faut empêcher que des constructions y soient plus tard édifiées. Des lotissements de terrains, indiqués sur le plan, pourront être faits le long de la route de Piatigorsk, depuis la poste jusqu'à la stanitza, mais sous réserve expresse pour les acquéreurs de n'entreprendre aucune recherche souterraine.

Ces observations terminées, on voit que les travaux destinés à faciliter l'exploitation des sources alcalines d'Essentouky sont importants, puisqu'ils touchent à tous les détails de l'organisation complète d'une station, tels que la découverte des sources alcalines, la dérivation des eaux douces, la création des établissements balnéaires, parcs, promenades, etc. Ils ne me paraissent cependant pas devoir entraîner à des dépenses considérables, et ils pourront être entrepris avec l'espérance de donner à cette station un rang élevé dans le groupe des eaux minérales du Caucase, ce qui déjà lui est acquis en partie par l'excellence de ses sources.

KISLOVODSK

Description, géologie. — Bien que la station de Kislovodsk ne possède qu'une seule source, le Narzan, elle est cependant la plus fréquentée du groupe des eaux minérales du Caucase. Son eau reconstituante (bicarbonatée ferrugineuse acidule) est recommandée par les médecins comme le complément de la médication des sources de Piatigorsk et d'Essentouky. Le public a d'ailleurs une préférence marquée pour cette localité, située dans une vallée pittoresque, au pied des premiers contreforts de la chaîne caucasique, et dotée de magnifiques ombrages qui abritent le parc de l'établissement balnéaire. A ces agréments naturels est venue s'ajouter depuis quelques années la construction de nombreux hôtels et de villas qui donnent à Kislovodsk le mouvement et l'aspect des villes d'eaux les plus recherchées.

Les travaux destinés à compléter cet ensemble favorable devront consister dans la réfection du captage du Narzan, et l'utilisation de l'acide carbonique que cette source dégage en très-grande abondance; l'addition à l'établissement des bains de salles de douches et d'inhalations, de piscines, etc., et d'un bon mode de chauffage des eaux minérales. Il conviendrait encore d'y ajouter la création d'un parc sur le mamelon occupé par la vieille citadelle, qui domine le cours de la Bérésovaïa.

La source du Narzan (Géant) devait émerger autrefois à l'emplacement du Vauxhall; cette place est marquée par un amas de travertin ferrugineux semblable à ceux qui existent à l'est de la Machouka et dans le voisinage des sources du mont Youtza. A Kislovodsk, le travertin s'est formé au milieu des alluvions de l'Olkovka, que les eaux minérales ont déplacées et entraînées (pl. n° 49, coupes n°s 24 et 25); puis il a été recouvert d'un lambeau de lœss qui indique ainsi l'époque de sa formation dans la série des dépôts modernes.

La description géologique de cette localité nécessiterait des développements que ne comporte pas ce mémoire. Du reste, les formations n'y ont qu'un rapport très-limité avec l'origine des eaux minérales, et j'ai déjà donné quelques indications sur leur faune et leur composition dans les considérations générales sur la géologie de la contrée. Ce sont les couches néocomiennes en affleurement près des bains, sous la forme de calcaires dolomitiques, qui constituent le terrain émissaire de la source du Narzan, dont l'eau émerge vraisemblablement d'une fissure assez grande, si l'on en juge par l'importance du débit. Ces calcaires se rencontrent dans le lit de l'Olkovka, qui traverse le parc; ils sont recouverts par des argiles noires, empruntées aux couches du gault ou aux argiles micacées à *Ostrea Aquila* des assises néocomiennes, puis par un dépôt peu épais de sable, de gravier et de limon appartenant aux alluvions de la rivière.

Source du Narzan. — Les documents que l'on possède sur le captage de la source du Narzan sont incomplets; on suppose qu'il consiste en un cuvelage en bois, de forme hexagonale, que l'on a poussé jusqu'à la roche à travers les terrains superficiels; l'imperfection de ce travail se révèle par de nombreuses fuites d'eau minérale, dont la circulation sous le dallage de la galerie-promenade qui abrite le Narzan entretient une grande humidité. A $2^{sag.},04$ au-dessous du sol de cette galerie, on constate que la plus grande profondeur du cuvelage correspond à une ligne orientée E. 5° N., suivant une diagonale de l'hexagone, et qui est peut-être aussi la direction de la fissure d'où les eaux émergent. Le dépôt isolé de travertin que l'on voit sous le Vauxhall, au pied de la butte de la Croix, (pl. n° 49), avait fait naître la pensée que l'on pourrait rétablir la source à ce lieu supposé de son origine; mais le peu de connaissance que l'on a de son régime ne permet pas de croire à la réalisation de ce projet. D'abord on ne peut affirmer que l'on arriverait à déboucher l'ancienne ouverture du Narzan, qui a dû être oblitérée par les travertins, et ensuite il est douteux que l'on parvienne à relever le niveau de son émergence qui se trouve aujourd'hui à la cote $+ 384^{sag.},60$. En supposant même ce résultat obtenu, on se demande si le relèvement n'aurait pas pour effet de diminuer le débit, ou de forcer les eaux minérales à prendre une nouvelle direction, en aval du captage, vers le thalweg de l'Olkovka.

Les sondages exécutés pour reconnaître la composition du sol (pl. n° 50) entre la butte de travertin du Vauxhall et la galerie du Narzan n'ont pas démontré qu'il pût y avoir entre ces deux endroits un passage souterrain de la source : elle sort donc directement d'une fissure dans les dolomies, et bien certainement au point qu'elle occupe dans la galerie. Si cependant cette circulation devait exister, il faudrait la rechercher derrière les nouveaux bains, au pied du coteau ; mais cela paraît peu probable, et, dans tous les cas, on ne pourrait s'en assurer qu'à l'aide de tranchées et de nouveaux trous de sonde.

Le déplacement du Narzan peut donc s'entrevoir comme une entreprise d'une exécution difficile, incertaine, et qui exigerait des travaux considérables. La nécessité de ce travail n'est pas non plus démontrée ; car il n'apporterait évidemment aucune amélioration au rendement de la source, qu'il conviendra mieux de capter dans l'emplacement qu'elle occupe aujourd'hui.

Pour arrêter les fuites d'eau minérale qui envahissent la galerie, et empêcher le mélange probable des eaux du Narzan avec la nappe des alluvions de l'Olkovka, il faudra construire autour du point d'émergence, et à l'intérieur de l'ancien captage, une solide enceinte de maçonnerie (pl. n° 50), faite en matériaux de choix et bien cimentée. Les fondations devront reposer directement sur la roche qui sera entaillée à l'aplomb des parois, pour obtenir une jonction plus parfaite avec le terrain. Ce travail ne pourra se faire qu'en abaissant le niveau de la source jusqu'au fond du captage, soit à 2$^{sag.}$,04 au-dessous du plan de la galerie. Une dénivellation de cette importance exigera des pompes puissantes, ou l'établissement d'une tranchée allant jusqu'à la rivière, pour dériver l'eau minérale. Le premier procédé offre à première vue l'avantage d'une installation rapide et peut-être économique; mais le second mérite la priorité pour les facilités qu'il procurera dans l'exécution des travaux. Un arrêt des pompes pendant les épuisements aurait le grave inconvénient de submerger les maçonneries et de compromettre leur étanchéité.

Comme il est essentiel que l'isolement de la source des couches d'alluvions soit complet, la tranchée, transformée en égout, abaissera plus sûrement le niveau de l'eau et fera disparaître toutes les causes d'interruption. Entre le fond du bassin actuel, qui est à la cote + 382$^{sag.}$,56, et la rivière de l'Olkovka, à l'endroit où aboutirait la décharge (+ 382$^{sag.}$,40), il y a une différence de niveau de 0$^{sag.}$,46 : cette différence, répartie sur la longueur de 88 sagènes, donne une pente d'environ 0,005 par sagène. Ces conditions présenteront peut-être quelques inconvénients pour évacuer rapidement les eaux, mais les études qui précéderont l'enlèvement des déblais pourront augmenter cette pente en reportant sa jonction avec la rivière un peu plus bas dans la vallée. Quand l'enceinte du captage sera terminée, on vérifiera la résistance des maçonneries et leur étanchéité en les mettant en charge, et si leur excellence est reconnue, on fermera le déversoir de la source (pl. n° 50).

Aux nombreux avantages que présente l'emploi de ce procédé s'ajoutent ceux de pouvoir drainer les infiltrations de la nappe du thalweg, qui pénètrent également sous le dallage de la galerie, et d'avoir ensuite un égout pour recueillir les eaux de pluie et celles de l'établissement des bains.

Si les travaux dont il vient d'être fait mention avaient pour résultat de relever le niveau de la source, on établira à son pourtour une margelle disposée de manière à faciliter au public le puisage direct de l'eau minérale; mais, d'après le volume d'eau fourni par le Narzan à la cote actuelle de son émission, et les essais qui ont été tentés il y a quelques années pour le déprimer, on prévoit que l'élévation de son niveau amènerait une diminution du débit. Ces tentatives de relèvement devront d'ailleurs être l'objet de nouvelles expériences, quand le captage sera terminé; toutefois, il ne faut pas perdre de vue que le volume engendré aujourd'hui par la source est, d'après les derniers jaugeages, de 91,648 védros par vingt-quatre heures, et que cette quantité est nécessaire aux besoins de l'établissement thermal.

Analyse de l'eau du Narzan.	
Résidu fixe en grammes par litre.	2,56250
Sulfate de potasse KO, SO^3	0,05174
— soude NaO, SO^3	0,73765
— magnésie MgO, SO^3	0,05116
Chlorure de magnésium $MgCl$	0,30866
Iodure de magnésium MgI	0,00002
Phosphate d'alumine $Al^2O^3, 2HO, PhO^5$	0,00064
Carbonate de magnésie MgO, CO^2	0,01758
— — chaux CaO, CO^2	1,28408
— — fer FeO, CO^2	0,00432
— — manganèse MnO, CO^2	0,00084
— — strontiane	0,00579
— — nickel et de cuivre	traces
Silice, SiO^2	0,01676
Acide carbonique (CO^2) libre	1,81419
— — — en dissolution	0,57968

Établissements balnéaires. — Le bâtiment des bains de Kislovodsk peut être conservé, quoique sa forme et ses dispositions générales n'aient pas été étudiées en vue d'un d'agrandissement quelconque. On modifiera son aménagement intérieur en élargissant le passage situé entre les deux cours, et en faisant une entrée nouvelle pour le public à l'angle de la rotonde réservée pour la piscine des dames (pl. n° 51). Cette entrée se continuera par le travers de la galerie-promenade, formant ainsi un palier qui desservira les bains construits dans ces dernières années sur le côté Est de la construction.

Les salles d'hydrothérapie et les piscines n'existent pas à Kislovodsk, ou du moins les chambres réservées à ces installations n'ont jamais été terminées. Les piscines demi-circulaires, dont les murs paraissent construits avec soin, ne pourraient servir, leur surface étant insuffisante et leur profondeur trop grande. Celle qui est dans la partie réservée au bain des dames restera à l'emplacement qu'elle occupe; en reculant le mur circulaire (pl. n° 52), on arrivera à lui donner une longueur de 7$^{sag.}$,385 et une largeur de 4 sagènes. Une salle d'hydrothérapie, avec cabinets pour les appareils spéciaux, complètera l'organisation de cette partie de l'établissement.

De l'autre côté (pl. n° 51), dans le bâtiment affecté aux bains des hommes, on ferait un service identique, mais avec une transformation plus complète de la construction, la piscine exigeant des proportions plus grandes qui permettent l'exercice de la natation. Les dispositions seront prises pour construire un bassin d'environ 30 sagènes carrées, et ses dépendances telles que déshabilloirs, salles de repos et d'hydrothérapie. Si ce projet d'utiliser les anciens bâtiments aux services de la natation et de l'hydrothérapie était adopté, il entraînerait nécessairement la création d'un établissement de bains proprement dit, dont la position est marquée dans le plan général de Kislovodsk (pl. n° 54) sur la rive droite de l'Olkovka, à 150 sagènes du Narzan. Il y aurait ainsi deux installations bien distinctes : la première affectée aux appareils d'hydrothérapie et au système de médication par l'acide carbonique; la deuxième réservée à la balnéation et aux traitements spéciaux. Cette combinaison mérite d'être mûrement examinée, malgré la dépense qu'elle entraînera, car elle est en rapport avec l'importance de la station et le développement qu'elle est appelée à acquérir.

Si l'administration des eaux minérales du Caucase ne pouvait décider à bref délai l'exécution de ce projet, les dispositions présentées dans la planche n° 51 permettraient encore le groupement de tous les services près des anciens bains, mais en réduisant l'ensemble de leurs proportions (pl. n° 51). On conserverait les deux piscines avec un compartiment un peu plus petit pour l'hydrothérapie, et les salles de bains seraient portées au nombre de 19, chiffre qui atteint à peu près celui demandé par la commission. Quant aux réservoirs et appareils de chauffage, ils resteraient dans les cours intérieures, à moins qu'ils ne soient réunis à ceux des bains militaires qui sont à côté. Comme à Essentouky, le chauffage des eaux minérales fera l'objet d'une étude particulière et subordonnée à la décision du comité de direction. Jusqu'à ce jour, les opinions ont été partagées sur les divers systèmes employés : le chauffage par la vapeur au moyen de serpentins semble préféré, surtout quand il est appliqué directement au moment du bain. Les gaz dissous, qui tendent toujours à se dégager sous l'influence de la température, s'échappent moins rapidement, par suite de la durée restreinte de ce mode de chauffage. Un moyen plus économique consisterait à obtenir la température nécessaire par le mélange, au moment du bain, d'eau minérale froide et chaude; mais cette diffusion par contact ne donnera pas au point de vue de la conservation de l'agrégat minéral dans le bain un résultat plus avantageux.

Le programme d'amélioration doit encore consister dans une installation mieux raisonnée et plus moderne du traitement par l'acide carbonique; il est regrettable qu'il n'ait pas reçu à Kislovodsk tout le perfectionnement dont il était susceptible, car c'est la station où l'on possède les meilleurs éléments pour un traitement de cette nature. L'Allemagne est le pays qui offre le plus grand nombre d'établissements thermaux où le gaz acide carbonique est spécialement utilisé sous forme de douches, bains, inhalation et déglutition.

Les appareils qui servent à la compression et à la distribution du gaz sont fort simples ; souvent même il est consommé dès sa sortie de la source sans être soumis à une pression quelconque. Cependant, pour les douches, il conviendra de recourir à un accumulateur de pression, afin d'obtenir une action plus énergique. Une surface de 100 sagènes carrées environ suffira à ce service et à l'installation des appareils (pl. n° 51). L'acide carbonique, recueilli au fond de la source au moyen d'une cloche disposée à cet effet (pl. n° 50), sera dirigé dans un réservoir faisant fonction de collecteur, puis refoulé dans un accumulateur d'où partiront les diverses distributions des douches et de l'inhalation. Par l'emploi de réservoirs intermédiaires et de régulateurs, on obtiendra les différentes pressions indispensables à la variété des applications que cette médication exige. Le captage du Narzan (pl. n°s 50 et 53) étant fait dans l'axe de la galerie, à l'emplacement où l'émergence de la source est déjà circonscrite, la production du gaz se trouvera à proximité du point de consommation.

A la suite du bâtiment réservé à ce traitement, une salle octogonale surmontée d'une coupole abritera cette source remarquable, et servira d'entrée à ce côté du parc ; puis, sur la face occidentale de la galerie, le porche où se trouve le bassin public sera conservé, et surmonté d'un édifice quadrangulaire avec horloge et beffroi (pl. n° 53). Il est, je crois, indispensable dans une station thermale de procurer aux baigneurs, dont la journée est occupée par des bains et des exercices hygiéniques, la vue et l'appel des heures.

Le Vauxhall construit au milieu du parc est un édifice ancien, ayant une distribution intérieure assez mauvaise et ne pouvant recevoir aucune extension : il pourra être avantageusement transformé en hôtel avec restaurant, et la salle de réunion reportée sur les terrains qui bordent l'allée des Peupliers près des bains projetés. On retrouvera là un terrain suffisamment grand, desservi par plusieurs routes, et attenant au nouveau parc de la citadelle (pl. n° 54).

Promenades. — Les promenades de Kislovodsk sont belles et bien ombragées, mais elles ont le désavantage d'avoir été tracées entièrement dans la partie basse du thalweg, et d'être resserrées entre les pentes de la montagne de la Croix et la rivière Olkovka. Il résulte de cette disposition une excessive humidité sur toute l'étendue du parc, surtout dans les saisons pluvieuses. Pour remédier à cet inconvénient, on a proposé d'agrandir les promenades vers l'est, en faisant des allées et des plantations sur les pentes qui dominent le Vauxhall ; mais, de ce côté, les talus sont fortement inclinés, et ne permettront pas, à moins d'entreprendre des terrassements importants, de développer des chemins accessibles aux piétons et aux voitures. On devra donc se contenter de redresser les allées actuelles, et de créer parallèlement à l'Olkovka une route carrossable conduisant à la source de 7° [1] et au village.

C'est dans le voisinage de cette source qu'ont été installés les bains froids que l'on devait, à cause de la pente de la rivière, assez rapide en cet endroit, transformer plus tard en bains de vagues et de lames. Si cette idée est en elle-même excellente, il faut reconnaître que son application n'a pas été faite d'une manière pratique et confortable; c'est pour cela qu'elle n'a pas eu parmi les baigneurs tout le succès que l'on avait espéré. L'installation en est des plus primitives, et l'emplacement mal choisi, à peu de distance et en aval du point où les eaux vannes du pays se déchargent dans l'Olkovka; c'est également là que les habitants viennent laver leur linge et faire abreuver leurs bestiaux. Il y a donc lieu de reporter immédiatement ces bains à la pièce d'eau qui est alimentée par la source de 7°. Un service de douche, si réellement son urgence est reconnue, s'établira très-facilement à l'aval de la chute de ce petit lac; mais je ne crois pas qu'il soit utile du moment où des appareils d'hydrothérapie seront placés dans l'établissement du Narzan.

L'agrandissement des promenades de Kislovodsk est réclamé depuis longtemps, et il ne me paraît possible qu'en affectant à ce projet le mamelon de l'ancienne citadelle qui forme une presqu'île entre les deux rivières de l'Olkovka et de la Bérézovaïa (pl. n° 54). C'est la position la mieux située, et celle dont on tirera le parti le plus convenable pour l'aménagement d'un parc. Le sommet de ce terrain qui est à une altitude de + 391$^{sag.}$,50 offrira aux baigneurs une vue remarquable sur la vallée du Podkoumok, et assurera à cette nouvelle promenade les conditions hygiéniques les plus parfaites. Les vieux bâtiments de la citadelle seront conservés et entourés d'une esplanade, pour former un lieu de réunion au milieu de la promenade; on y fera, en surélevant une des tours, un observatoire qui dominera toute la vallée. La création de ce nouveau parc aura encore un plus grand intérêt, si l'administration décide la construction du deuxième établissement affecté exclusivement au service des bains.

Eaux douces. — Le territoire de Kislovodsk est traversé par deux rivières, et des sources abondantes coulent dans le centre du pays; malgré cela, aucune distribution d'eau n'a été faite pour desservir les habitations. C'est cependant un besoin qui s'impose chaque jour davantage par le nombre toujours croissant des villas et des hôtels que l'on construit dans cette localité, et par l'agrandissement certain de l'établissement thermal.

La source froide de 7°, dont l'eau est excessivement pure, conviendrait fort bien comme qualité pour cette distribution, mais elle présenterait l'inconvénient de ne pouvoir alimenter que les bains et les propriétés qui sont au-dessous de son

1. *Cette source est ainsi désignée parce que sa température est de 7° R.*

émergence. Il faudra donc avoir recours à la source dite du Moulin, plus haute que la précédente de 3 sagènes, et dont les eaux également pures sortent des calcaires dolomitiques en affleurement sur la rive droite de la Bérézovaïa, à environ 400 sagènes du Narzan. C'est par l'importance de son débit une véritable source vauclusienne, que son origine profonde met à l'abri de toute espèce de perturbation. La source du Moulin coule à + 395 sagènes; la chute qu'elle forme dans la rivière s'utiliserait au moyen d'une turbine pour élever à la cote + 404 sagènes environ une partie de l'eau qu'elle abandonnerait à la sortie de l'appareil. Cette altitude semble suffisante pour desservir le centre du village située à + 402 sagènes, et mieux encore le quartier d'artillerie qui est à 2 sagènes en dessous. On aura, de plus, la certitude de pouvoir arroser tout le nouveau parc dont le point culminant est à + 391$^{sag.}$,50.

Si l'on ajoute aux projets ci-dessus l'amélioration des routes qui remontent les vallées de l'Olkovka et de la Bérézovaïa, on aura tracé les conditions principales du programme à réaliser pour Kislovodsk.

INDICATIONS GÉNÉRALES

Avec la station de Kislovodsk se termine l'examen que j'avais entrepris et dont j'ai consigné les résultats dans ce rapport ; toutefois certains détails devront être complétés dans l'avenir à l'aide des documents que fourniront de nouveaux travaux. Dans la position des établissements, la création des parcs et des promenades, des données topographiques plus précises compléteront également mieux ces premières indications.

En ce qui concerne les travaux de captage, je n'ai conseillé que les plus indispensables, car, du moment où le débit des sources correspondait aux besoins formulés par la commission, il n'y avait aucun intérêt à poursuivre les anciennes recherches, et encore moins à en entreprendre de nouvelles. A Geleznovodsk, l'abondance des sources dépasse de beaucoup ce qui est nécessaire aux bains des deux sous-groupes ; mais à Essentouky, c'est absolument le contraire : quoique l'origine des eaux alcalines me semble aujourd'hui bien déterminée, les apparences extérieures du régime ne permettent pas de fonder de grandes espérances sur son débit, l'expérience seule fera justice de cette observation. Dans tous les cas, on devra obvier à cet inconvénient probable par la construction de réservoirs pour emmagasiner les eaux.

Quant à Piatigorsk, l'état actuel peut suffire, et il sera certainement amélioré par la réfection des galeries et des sondages horizontaux. Si plus tard on reconnaît qu'il est indispensable d'augmenter le débit des eaux minérales, on aura les plus grandes facilités pour abaisser le régime des sources, les nouveaux établissements étant prévus à une cote très-inférieure au niveau actuel d'écoulement des eaux.

Je n'ai pas fait mention des autres localités que j'ai visitées, telles que le Koum-Gora (mont Kouma) avec ses eaux sulfurées sodiques chaudes, le lac salé de Tamboukan, et les sources amères des environs de la colonie Nicolas, parce que les stations thermales qui sont créées devront absorber tous les efforts et toutes les ressources disponibles. Cette région du Caucase possède encore de nombreuses sources d'eau minérale; mais, quelle que soit leur valeur au point de vue médical, elles devront être momentanément sacrifiées dans l'intérêt des stations existantes, qui possèdent des établissements balnéaires et une population importante.

Embouteillage. — Il existe cependant deux sources voisines de Piatigorsk et d'Essentouky, que leurs qualités recommandent à l'attention de la commission et des médecins : ce sont celles des colonies Nicolas et Karras. J'ai parlé de la première, ainsi que du captage assez simple qu'il y aurait à faire pour l'aménager, au sujet des eaux alcalines d'Essentouky; il en serait de même de la source purgative de la colonie Karras. Leur embouteillage, et en général celui des eaux des différents groupes, constituera le meilleur moyen d'en propager l'usage en Russie, et donnera le revenu le plus certain.

Les résultats qu'obtiennent en France depuis nombre d'années les Sociétés de Vichy, de Vals et de Saint-Galmier, dont l'une exporte plus de dix millions de bouteilles, attestent l'excellence de ces entreprises, et l'on peut affirmer qu'elles doivent principalement leur prospérité à l'embouteillage.

Législation des eaux minérales. — Il est urgent qu'une législation soit décrétée dans un but essentiel de conservation des eaux minérales de tous les groupes. Les travaux exécutés sous les auspices du gouvernement dans les stations thermales représentent des sacrifices sérieux qu'il importe de sauvegarder. Ce ne sera que par des règlements administratifs concernant le bon aménagement et l'exploitation des groupes, ainsi que par le tracé de périmètres de protection, que l'on arrivera à préserver de la concurrence les sources et les édifices thermaux. Ces dispositions conservatrices apparurent en France vers 1780; elles furent ensuite édictées avec des règlements mieux appropriés à leur but en 1823, et particulièrement dans les années 1856 et 1860; de cette dernière époque date réellement la formule qui régit la législation actuelle. Sans vouloir l'assimiler aux lois et usages de l'Empire russe, j'estime qu'il y aurait lieu de lui emprunter quelques articles, tels que les ordonnances de police, de salubrité et d'ordre imposées aux établissements thermaux; les conditions d'autorisation et de fermage à octroyer par l'État aux possesseurs de sources d'eau minérale, et l'adoption de périmètres de protection pour les eaux classées et reconnues d'utilité publique.

Périmètres de protection. — Cette dernière prescription est celle qui intéresse au plus haut point le gouvernement, possesseur des sources en cours d'exploitation, et c'est la seule que je croie devoir aborder. Le périmètre doit circonscrire l'ensemble des émanations hydrominérales d'une station, et déterminer les limites dans lesquelles il est interdit de faire des fouilles et des recherches : ce règlement est d'une importance capitale et l'administration n'en saurait trop hâter l'application. La direction des domaines, réalisant la vente de terrains dans le voisinage des sources, est en droit d'inscrire dans les contrats de vente certaines clauses restrictives à ce sujet ; mais elle ne peut les étendre à des terrains anciennement concédés, qui seraient l'objet de recherches souterraines pour la découverte d'eaux minérales, et c'est ce qu'il importe de prévoir dès à présent. Les relevés topographiques incomplets dans les stations de Piatigorsk, de Geleznovodsk et de Kislovodsk ne permettent pas aujourd'hui d'indiquer avec précision les terrains qui doivent être compris dans le périmètre de protection; j'en ai cependant abordé l'étude et figuré les tracés provisoires (pl. n° 55), en leur donnant une extension que l'examen des lieux et les conditions géologiques du sol réduiront à leurs justes limites. Pour Essentouky, la délimitation est des plus faciles, les cartes comportant tous les détails nécessaires, et cela dans un rayon suffisamment étendu autour du bassin des sources; mais, dans les autres stations, j'ai dû les indiquer suivant les projections géographiques.

A Piatigorsk, le périmètre devra suivre au sud la vallée du Podkoumok; à l'est, une ligne partant des fours à chaux et remontant au nord par 60°,46',30" de longitude; à l'ouest, une direction partant aussi du Podkoumok, mais parallèle à la précédente et orientée par 60°,43',30". Au nord, il comprendra le mont Machouka en côtoyant les affleurements de travertin qui sont exploités comme pierres de construction, et que l'on rencontre vers la latitude de 44°,04',18".

Au groupe de Geleznovodsk, la limite se trouve marquée par les dispositions orographiques du sol : elle peut se fixer au sud dans le thalweg qui sépare la montagne de Fer du mont Bechtaou, et se continuer par le val descendant à la stanitza de Geleznovodskaïa, en englobant les terrains qui seront affectés au nouveau parc du sous-groupe de l'ouest. Vers l'ouest, ce périmètre formerait une ligne circulaire contournant tout le massif porphyrique de la montagne de Fer et la source Kégam dont on s'éloignerait d'une demi-verste, pour retomber à l'est en ligne à peu près directe sur le marais où se perdent les eaux de la Geleznaïa.

Sur le territoire d'Essentouky, la rivière du Podkoumok donne au sud, comme à Piatigorsk, une excellente base, et au nord, on pourra suivre une ligne orientée par 44°,03',24" de latitude. Les limites est et ouest descendraient toutes deux du nord au sud : la première à l'est, par 60°,32',45", direction qui passerait à la jonction de la route de Piatigorsk et du ruisseau des Gouttes ; la deuxième à l'ouest, par 60°,30',24" de longitude, s'alignant avec le cimetière de la stanitza et le croisement de la route de Kislovodsk avec la rivière Bougounta. La source des Gouttes, qui n'a aucun rapport avec le régime hydrominéral du parc d'Essentouky, se trouverait en dehors du périmètre de protection des eaux minérales. Toutefois, en raison de son utilité pour la dérivation projetée, il sera prudent de l'y inscrire, ou de la préserver par l'achat des terrains qui l'entourent. Il n'en sera pas de même pour les sources d'eau douce du mont Bechtaou et de la Youtza, qui sont enclavées dans les terrains domaniaux.

La station de Kislovodsk est dans des conditions toutes spéciales : elle n'a pas, comme les autres localités, des sources nombreuses, répandues sur des surfaces importantes, et s'épanchant à travers les terrains à des distances assez grandes de leur origine. Le régime du Narzan est tout à fait localisé, et il se manifeste en un point si bien circonscrit, que le périmètre de protection peut se restreindre aux limites du thalweg où la source émerge. Mais les propriétés étant nombreuses et divisées dans la vallée de l'Olkovka, son tracé entraînerait à une délimitation trop complexe; à défaut de plan cadastral, j'ai préféré suivre les directions géodésiques correspondantes à celles des cartes de l'état-major (pl. n° 55).

Les eaux minérales chaudes ne sont pas toujours les seules exploitées dans une station thermale, et leurs dérivées qui se manifestent souvent très-loin du foyer d'émergence principal donnent lieu à des exploitations rivales. C'est pour remédier à cet inconvénient que j'ai élargi les périmètres de Piatigorsk et de Geleznovodsk vers le nord, dans les terrains où l'on voit encore des sources plus ou moins minéralisées, et qui témoignent par de nombreux dépôts adventifs d'un lieu originel de sources minérales anciennes.

Établissements militaires. — Les trois stations de Piatigorsk, de Geleznovodsk et de Kislovodsk ont été dotées de bains réservés aux officiers et aux soldats de l'Empire. Ces établissements prouvent que le gouvernement a fait dans cette voie les plus louables efforts; cependant de nouvelles installations devront compléter ces fondations utilitaires qui ont rendu de si grands services à l'armée. A Piatigorsk, ce programme comportera l'affectation au service militaire des bains Ermoloff, la transformation de l'hôpital militaire, qui servira d'habitation aux officiers, puis la création des nouveaux thermes Sabanieff. A Geleznovodsk, le bain des officiers s'adjoindra à l'établissement du sous-groupe de l'ouest; et à Kislovodsk, cette organisation déjà complète n'exigera, comme à Geleznovodsk, que la construction de pensions ou d'hôtels pour le logement des militaires gradés.

La Couronne, en donnant suite à ces projets, montrera toute l'importance qu'elle attache à juste titre au bien-être de l'armée, qui a su acquérir ces pays par les plus grands efforts, et fonder au milieu de la conquête des stations thermales aussi remarquables.

Service hospitalier. — Le service hospitalier de Piatigorsk sera réuni à celui des bains militaires de Sabanieff qui seront construits au-dessus du faubourg de Kabardinka; pour les autres groupes, il faudra rechercher la même solution. Les bains des indigents ont leur place marquée à Geleznovodsk dans les bâtiments affectés à l'usage des soldats, à l'ouest de la terrasse des bains Kalmoucks; mais, à

Kislovodsk et à Essentouky, il sera nécessaire de prévoir des bâtiments spéciaux.

Exploitation des groupes. — Cette question doit être envisagée suivant deux ordres d'idées bien distincts : 1° les conditions et moyens d'affermage, de contrôle et de direction; 2° l'entretien et l'exécution des travaux destinés à concourir à la mise en œuvre de l'exploitation. Depuis vingt-trois ans, l'État a cédé successivement la ferme des quatre groupes à deux entreprises, moyennant une redevance annuelle de 35,000 roubles. Ce système, qui permet de concentrer dans une seule main la direction générale des établissements, a pu réaliser les avantages d'un service régulier et homogène; mais il ne saurait dorénavant subsister sans préjudice pour l'État et le public, surtout avec l'extension que l'on veut leur donner. Des stations comme Piatigorsk, qui possèderont plusieurs édifices balnéaires de premier ordre, exigeront des directions particulières; l'intérêt général réclame donc la séparation des groupes et leur affermage à des Sociétés distinctes. Ce mode d'exploitation offrira la facilité de pouvoir établir des contrats différents, mieux en rapport avec les ressources de chaque localité; puis il suscitera une émulation entre les diverses directions qui tiendront à contenter le public, étant intéressées à son retour aux établissements qu'elles dirigeront.

L'exécution des travaux et leur entretien se simplifieraient par le fait de cette combinaison; car, suivant l'étendue des sacrifices à faire respectivement pour chaque station, la formule du contrat à intervenir entre les parties spécifierait des prêts ou des indemnités, en un mot toutes les conditions propres à aider ces entreprises, qui fonctionneraient sous le contrôle d'une commission, et d'ingénieurs nommés par le gouvernement. L'État aurait encore à examiner, en dernière analyse, s'il ne lui conviendrait pas de faire le retrait des subventions et d'affecter ces fonds, avec des dotations nouvelles, à l'amélioration immédiate d'un seul groupe. Dans cette voie, il trouverait une sécurité complète pour la bonne exécution des constructions balnéaires et des opérations de captage, qu'il dirigerait exclusivement à sa convenance. La partie essentielle d'un groupe étant faite, l'affermage deviendrait alors une opération ayant des chances de succès pour le concessionnaire, et donnant, pour la Couronne, l'espoir de recouvrer un intérêt des avances qu'elle aurait faites. A tous égards, la direction et la surveillance de l'État dans l'achèvement du programme d'amélioration des eaux minérales du Caucase ne doit pas être écartée; son concours direct assurera mieux encore la perfection de ces travaux tout à fait spéciaux et qui sont d'une si grande importance pour l'avenir des stations thermales du Caucase.

TABLE DES PLANCHES

AVANT-PROPOS

Pl. n°s

1. Carte géologique de la région du Bechtaou et de la chaîne du Caucase, au nord du mont Elbrous.
2. Coupe géologique n° 1 de la vallée de Lackhamould au mont des Serpents.
   — — n° 2 passant par les monts Machouka, Bechtaou et Verbloud.
   — — n° 3 passant par les monts Djoutza, Youtza, Bechtaou, etc.
3. Vues panoramiques de la région du Bechtaou.
4. Examen au microscope polarisant à la lumière parallèle des roches du mont Bechtaou et du mont Kouma.

PIATIGORSK

5. Plan géologique du versant sud du mont Machouka.
6. Coupe géologique n° 4 du mont Machouka à la rivière Podkoumok.
   — — n° 5 du Grand Proval à l'extrémité orientale de la Goriatchaïa-Gora.
7. — — n° 6 passant par la source et la galerie du Grand Proval.
   — — n° 7 de la source Perkalka à la rivière Podkoumok.
   Projet de captage et d'aménagement de la source Kabardinka.
8. Projets d'abaissement des sources Élisabeth intérieure et extérieure.
   Projet de transformation de l'établissement Tobieff.
9. Projet d'abaissement de la source Michel intérieure.
10. Projet d'aménagement de la galerie et de la source Michel extérieure.
11. Coupe géologique n° 8 par l'axe de la galerie Sabanieff.
    — — n° 9 — — Tobieff.
12. Projet de réfection de la galerie Sabanieff.
13. Projet de réservoirs pour le refroidissement des eaux minérales chaudes (nouveaux bains militaires de Sabanieff).

Pl. nos

14. Projet de réservoir pour le refroidissement artificiel des eaux minérales chaudes de la galerie Ermoloff (service des établissements Alexandre III, Ermoloff et Nicolas).
15. Projet de captage des eaux minérales sulfureuses tièdes.
16. Projet de réservoir pour les bains tièdes.
17. Projet d'établissement thermal (bains Alexandre III).
18. Établissement Alexandre III. Détails d'une salle d'hydrothérapie.
19. — — Détails d'une salle d'inhalation.
20. Projet de dérivation des sources du mont Bechtaou et de la source Zolotouchka.
21. Plan général, avec l'emplacement des constructions, promenades et routes nouvelles.

GELEZNOVODSK

22. Coupe géologique n° 10 de la source Emmanuel à la rivière Géleznaïa.
— — n° 11 de la source Griaznouchka à la rivière Géleznaïa.
23. Plan géologique des deux sous-groupes, avec l'emplacement des parcs et constructions projetés.
25. Coupe géologique n° 12 de la Tranchée n° 3 à la montagne de Fer.
— — n° 13 de la Tranchée n° 2.
26. Projets d'abaissement des sources de la Tranchée n° 2 et Griaznouchka supérieure. Profils pour l'établissement des captages et des galeries.
27. Travaux de recherche et d'aménagement de la source Griaznouchka supérieure.
28. Projet de captage et d'aménagement de la source Ivanovsky.
29. Projet d'abaissement de la source Marie.
30. Recherche des eaux minérales froides. Coupes longitudinales nos 16 et 17.
31. — — — Coupes transversales nos 18 et 19.
32. Projet de captage des eaux minérales froides. Coupes.
33. — — — Élévation et plan.
34. Projet de réfection de la Galerie n° 2.
35. Sous-groupe de l'Est. Emplacement des bains, des réservoirs, etc.
36. Projet de captage et d'aménagement de la source Emmanuel.
37. Sous-groupe de l'Ouest. Emplacements du Casino, de l'établissement des bains, etc...

ESSENTOUKY

38. Coupe géologique n° 20 du mont Svistoun à la rivière Podkoumok.
— — n° 21 passant par le contact des groupes secondaire et tertiaire, en amont de la stanitza.
39. Plan des sondages exécutés pour déterminer le périmètre des eaux minérales.
Indication des galeries projetées pour le captage et l'emmagasinage des eaux alcalines.
40. Source n° 17. État actuel de la galerie et des bassins de réception.
Source n° 18. État actuel de la galerie et du captage.
41. Projet de captage des eaux minérales alcalines.
42. Projets d'abaissement des sources nos 4 et 6.
43. Eaux minérales sulfureuses tièdes : coupe du sondage de recherche n° 53, et projet de captage.

KISLOVODSK

TABLE DES MATIÈRES

PIATIGORSK

GELEZNOVODSK

ESSENTOUKY

KISLOVODSK

PARIS. — TYPOGRAPHIE GEORGES CHAMEROT, 19, RUE DES SAINTS-PÈRES. — 15304.

CARTE GÉOLOGIQUE

DE LA RÉGION DU BECHTAOU ET DE LA CHAÎNE DU CAUCASE, AU NORD DU Mt ELBROUS

Echelle

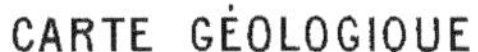

Les altitudes sont indiquées en sajènes au-dessus du niveau de la mer Noire.

LÉGENDE

- Roches éruptives: *Microgranulite, Porphyre pétrosiliceux*
- Roches éruptives: *Andésite*
- *Dépôts quaternaires et Système éocène*
- *Système crétacé (Séries sup^res)*
- *Système crétacé (Séries inf^res)*
- *Système jurassique (Séries sup^res)*
- *Système jurassique (Séries inf^res)*
- *Schistes paléozoïques*
- *Schistes cristallins, Roches granitiques*

Nota: *Les détails géologiques de la région de l'Elbrous sont empruntés à la carte de Mr E. Favre.*

Piatigorsk
Goriatchevodskaia
Georgievsk
Alexandria
Soldatsko-Alexandrovskoyé
Novopavlovskaia
Pavloskaia
Nartoukoff
Soldatskaia
Souvorovskaia

CARTE DES EAUX MINÉRALES DE LA RÉGION DU Mt BECHTAOU

Léon Dru

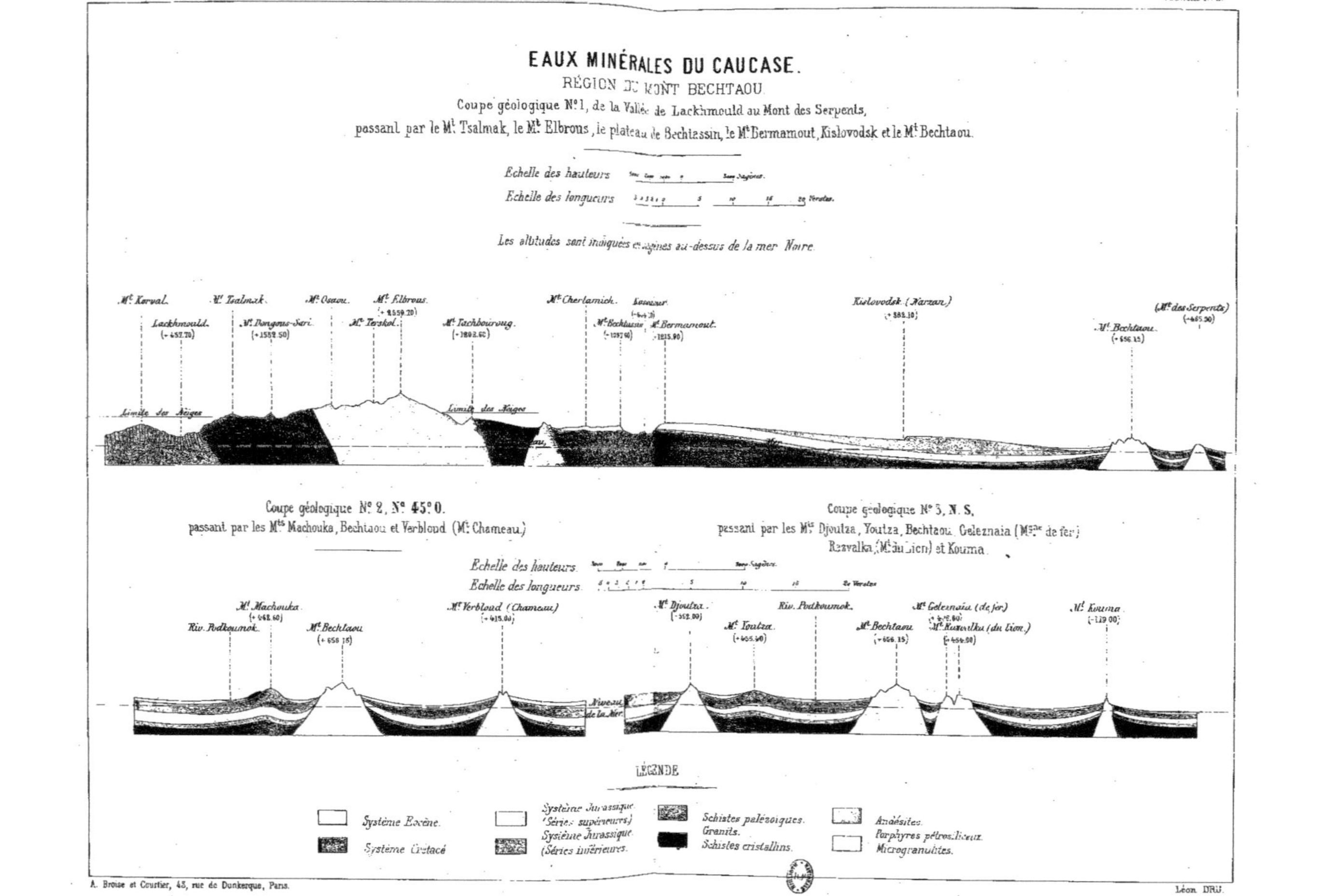

A. Brose et Courtier, 43, rue de Dunkerque, Paris.

Léon DRU.

EAUX MINÉRALES DU CAUCASE.

RÉGION DU MONT BECHTAOU.

Vue, prise sur le Mont Machouka, du massif du Bechtaou et des dykes avoisinants.

Nota: *Les altitudes sont indiquées en sagènes au-dessus du niveau de la mer Noire.*

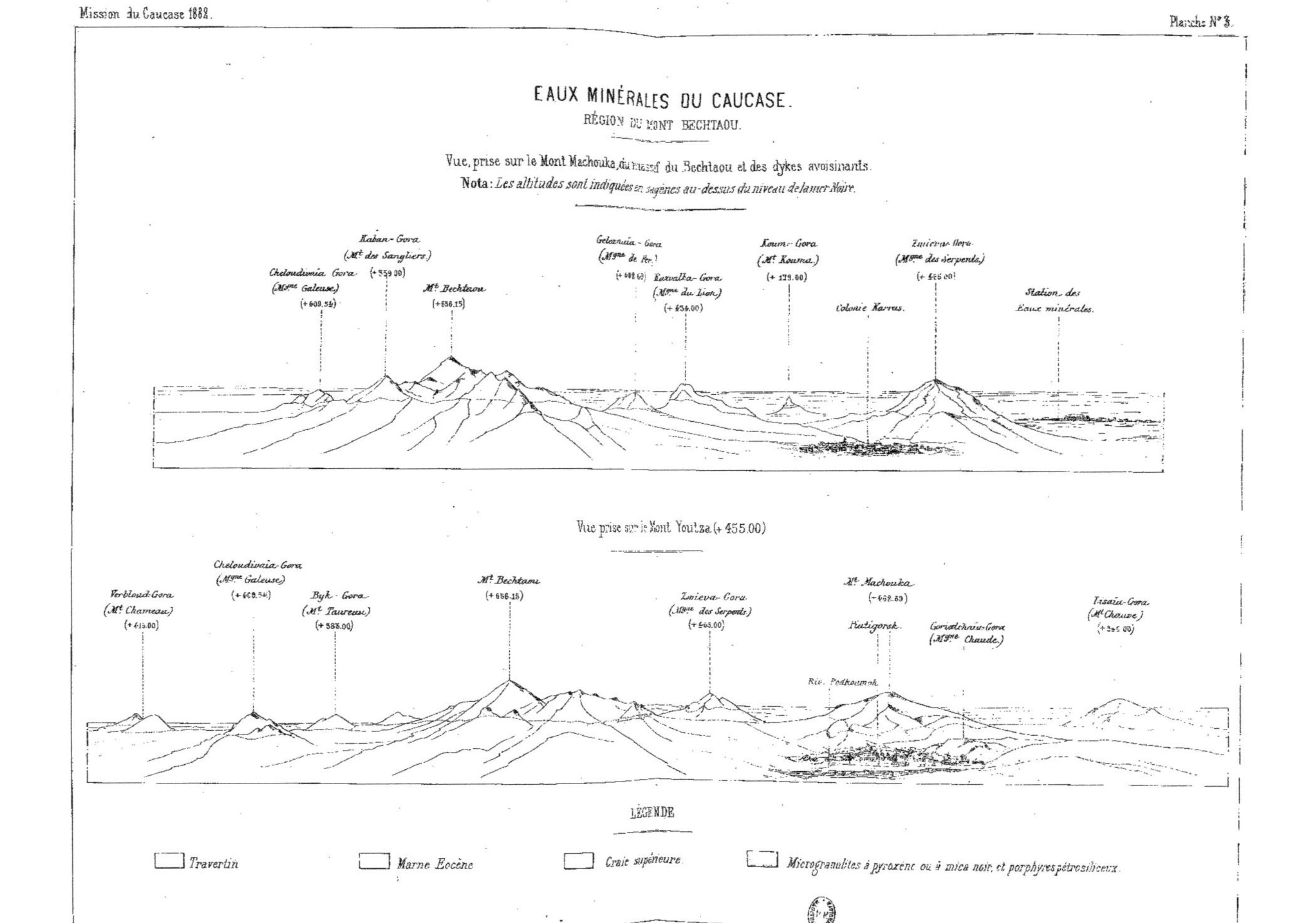

LÉGENDE

Travertin — Marne Eocène — Craie supérieure — Micrograaulites à pyroxène ou à mica noir, et porphyres pétrosiliceux.

A. Broise et Courtier, 43, rue de Dunkerque, Paris. Léon DRU.

EAUX MINÉRALES DU CAUCASE.

RÉGION DU MONT BECHTAOU.

Examen des Roches au microscope polarisant à lumière parallèle.

I_Microgranulite récente à pyroxène du Mont Bechtaou.

II_Microgranulite récente à mica noir du Mont Kouma. (*Koum-Gora.*)

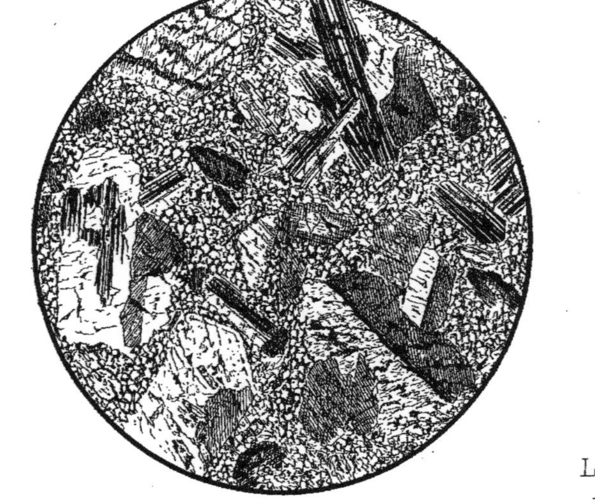

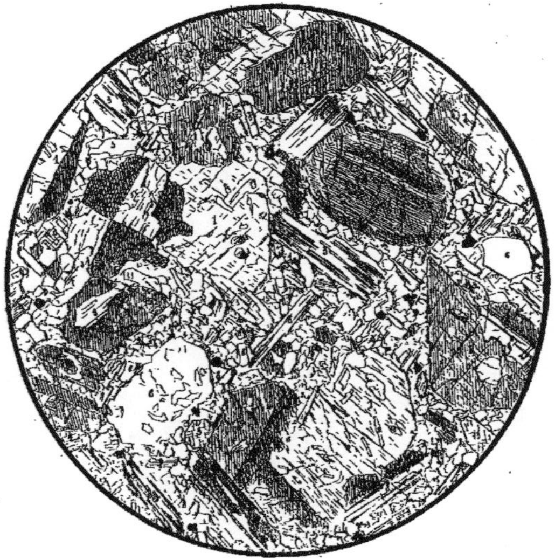

LÉGENDE

Eléments de 1re Consolidation

1– *Orthose (Sanidine) en grands cristaux à clivages fins.*
2– *Oligoclase.*
3– *Pyroxène vert (Augite)*
4– *Amphibole (Hornblende)*
5– *Sphène (accidentel)*
6– *Augite altéré, transformé en oxyde de fer hydraté.*

Eléments de 2me Consolidation

Magma granulitique composé de:
7 – *Quartz granulitique.*
8 – *Orthose en cristaux raccourcis.*

Auto.-Imp. A. Broise et Courtier, 43, rue de Dunkerque, Paris. Léon DRU.

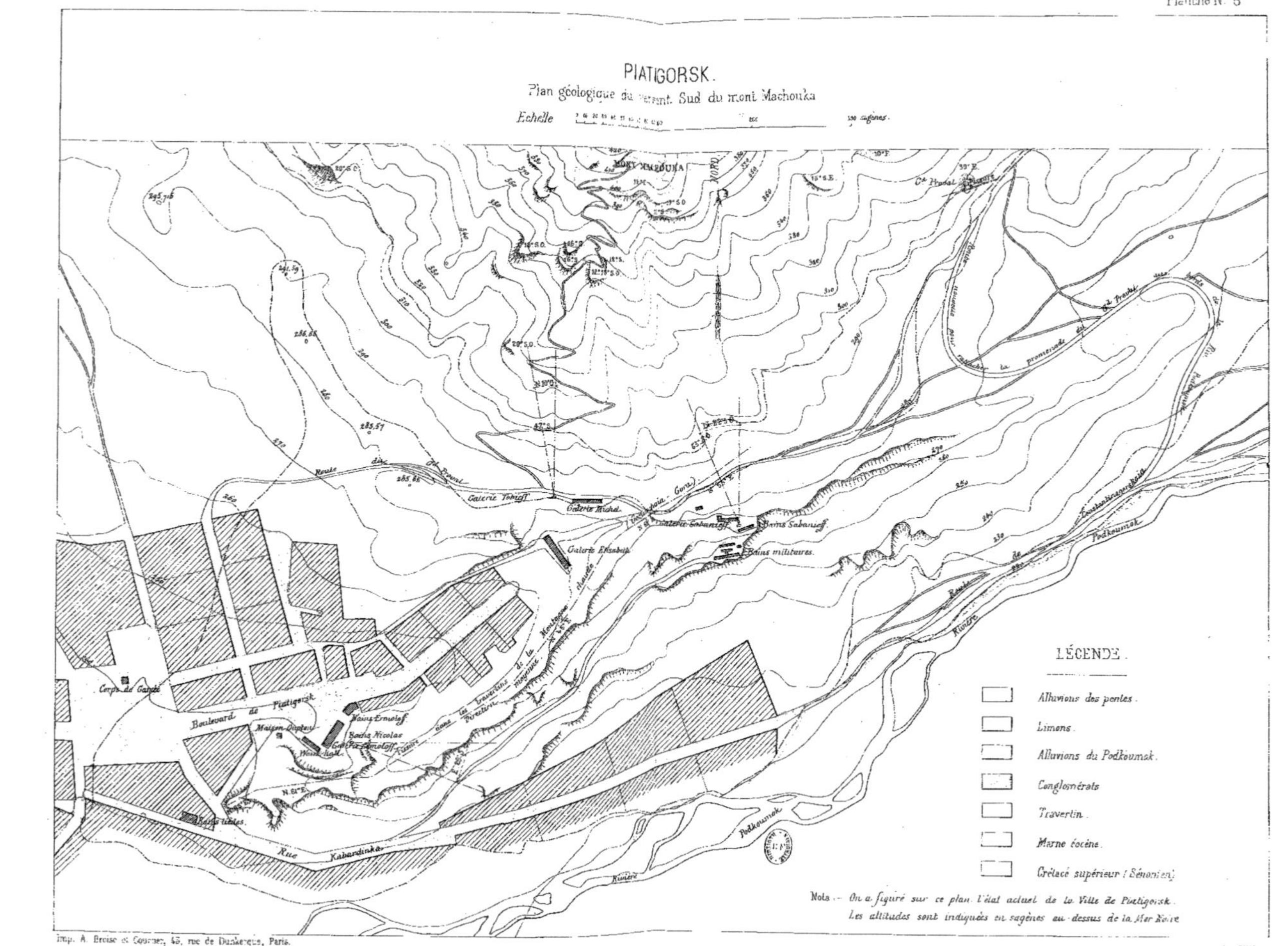

Imp. A. Broise et Courtier, 43, rue de Dunkerque, Paris.

PIATIGORSK.

Coupe géologique N.S., du mont Machouka à la rivière Podkoumok passant par le parc Emmanuel, la butte Michel et la Goriatchaïa-Gora.

Coupe N° 4.

Mont Machouka

+315 s.

Pendage 50 à 55° S.O.

Parc Emmanuel.

+286 s.

+285 s.

Butte Michel

+277 s.

Boulevard.

+245 s.

Goriatchaïa-Gora.

+251 s.

Vallée du Podkoumok.

+220 s.

208 Sagènes au-dessus de la Mer Noire.

Coupe géologique S.40°O du Grand Proval à l'extrémité orientale de la Goriatchaïa-Gora.

Coupe N° 5.

Grand Proval.

80° E.

Route

+231 s.

Goriatchaïa Gora

+262 s.

Route.

Riv. Podkoumok

+215 s.

208 Sagènes au dessus de la Mer Noire.

Echelle des hauteurs. 0 10 20 30 40 50 60 70 80 90 100 Sagènes.

Echelle des longueurs. 0 10 20 30 40 50 60 70 80 90 100 Sagènes.

LÉGENDE

Travertin.

Alluvions du Podkoumok.

Alluvions des pentes.

Conglomérats.

Marne éocène.

Craie supérieure (Sénonien)

A. Broise et Courtier, 43, rue de Dunkerque, Paris.

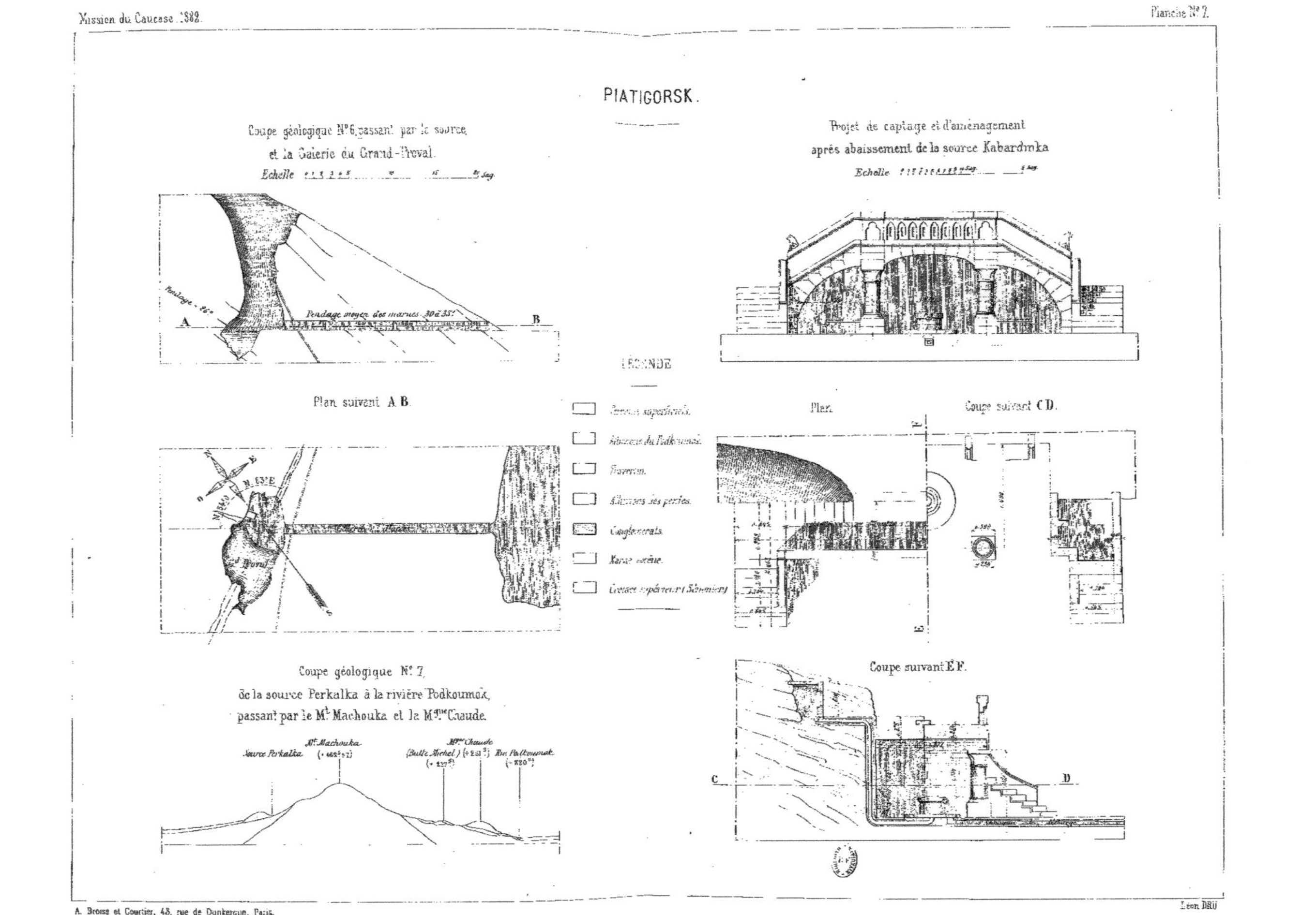
PIATIGORSK.
Coupe géologique N° 6, passant par la source, et la Galerie du Grand-Proval.
Echelle
Pendage moyen des marnes 30 à 35°
A
B
Plan suivant A B.
N. 63° E
Proval
Coupe géologique N° 7, de la source Perkalka à la rivière Podkoumok, passant par le Mt. Machouka et la Mgne Chaude.
Source Perkalka
Mt. Machouka
Mgne Chaude
(Butte Michel)
Riv. Podkoumok
Projet de captage et d'aménagement après abaissement de la source Kabardinka
Echelle
Travertin.
Conglomérats.
Crétacé supérieur (Sénonien)
Plan
Coupe suivant C D.
E
F
Coupe suivant E F.
C
D

PIATIGORSK.

Projet d'abaissement des Sources Elisabeth intérieure et extérieure
utilisant les constructions actuelles
Projet de transformation de l'Etablissement Tobieff.

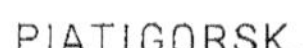

Coupe suivant AB.

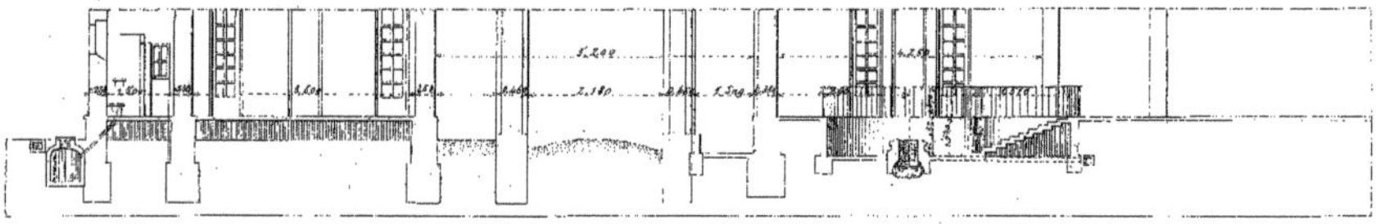

Plan.

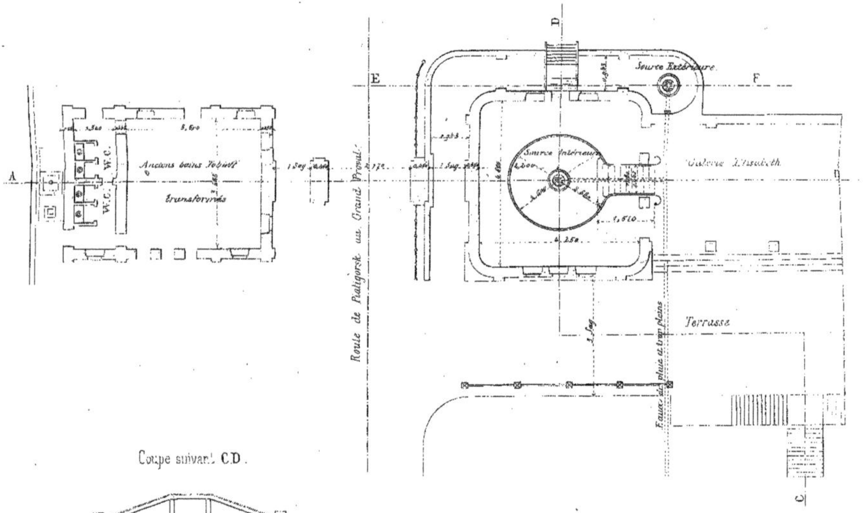

Coupe suivant CD.

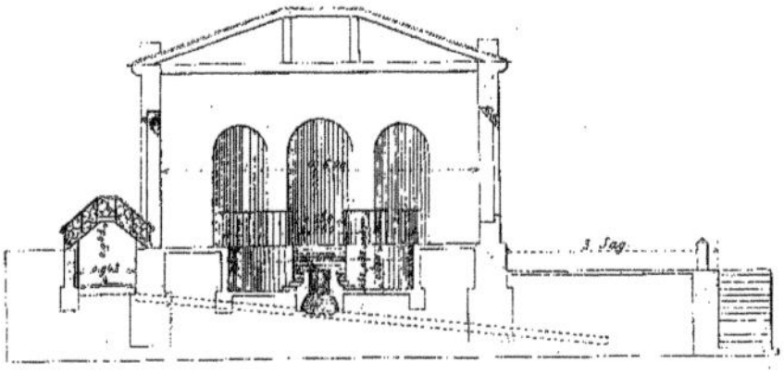

Coupe suivant EF.

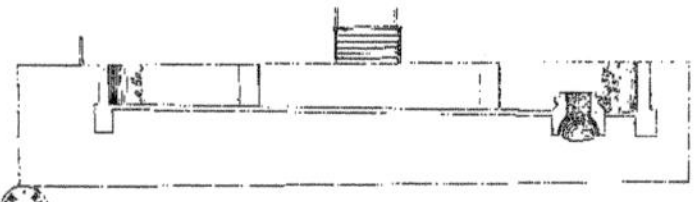

Les côtes sont indiquées en sagènes.

Echelle — sagènes.

Imp. A. Broise et Courtier, 43, rue de Dunkerque, Paris.

Léon DRU.

PIATIGORSK

Projet d'abaissement de la source Michel intérieure utilisant la construction actuelle.

Nota : *Le tracé pointillé est relatif au projet.*

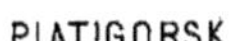

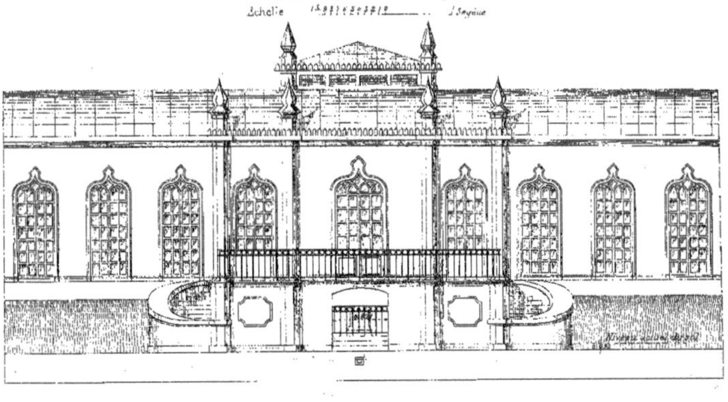

Plan

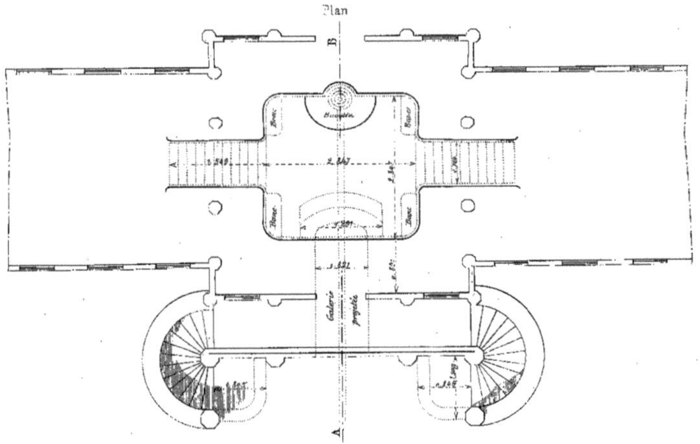

Coupe suivant A B.

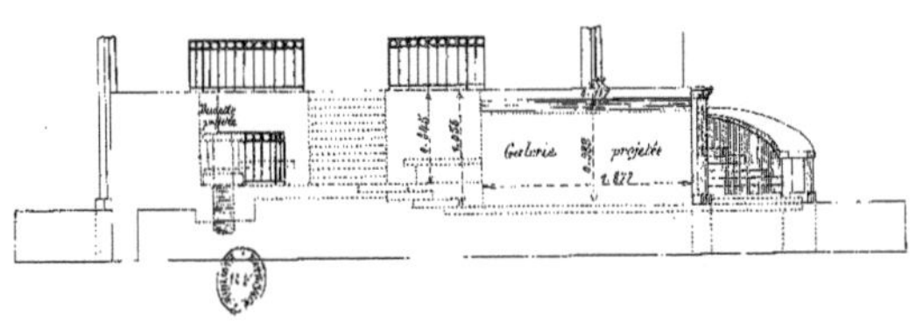

A. Broise et Courtier, 43, rue de Dunkerque, Paris.

PIATIGORSK.

Aménagement de la galerie et de la source Michel extérieure.

Coupe par l'axe de la galerie – État actuel.

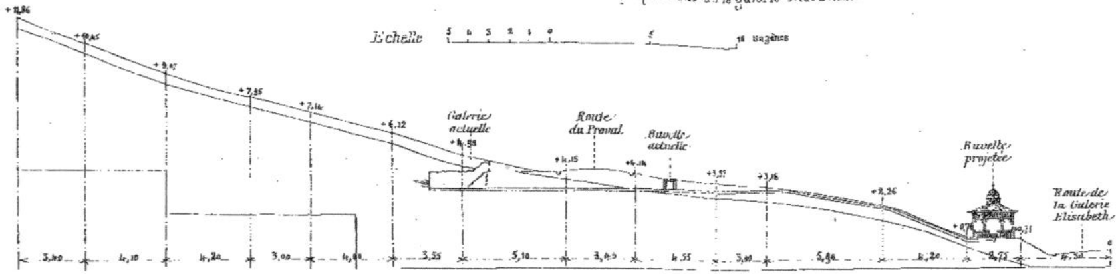

Echelle 5 4 3 2 1 0 5 10 Sagènes

Galerie actuelle
Route du Proval
Buvette actuelle
Buvette projetée
Route de la Galerie Elisabeth

Plan des abords de la source

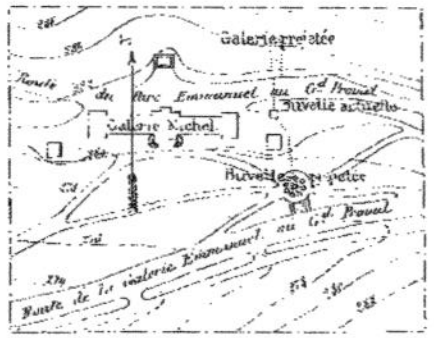

Galerie projetée
Route du Parc Emmanuel au Gd Proval
Galerie Michel
Buvette actuelle
Buvette projetée
Route de la Galerie Emmanuel au Gd Proval

Élévation.

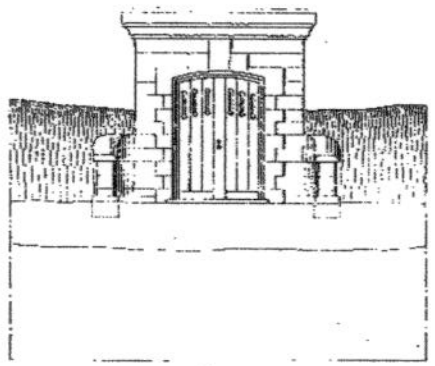

Coupe longitudinale suivant AB.

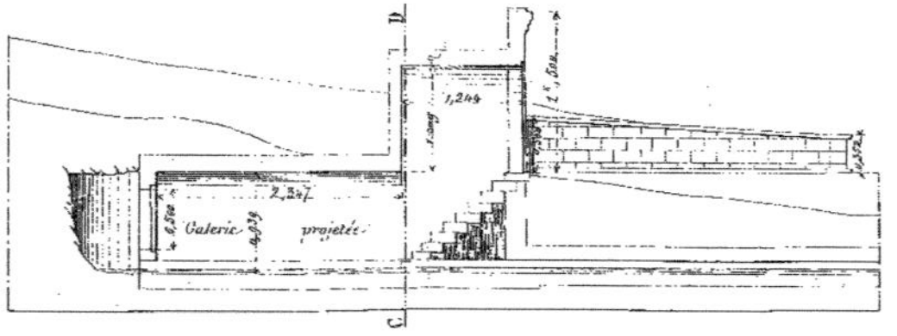

Galerie projetée

Coupe suivant CD.

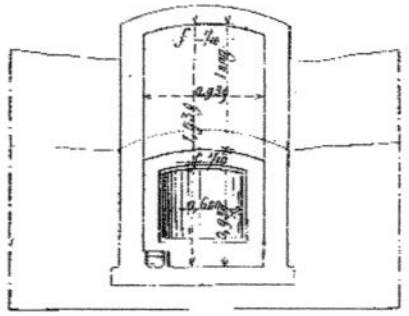

Kiosque de la buvette projetée.

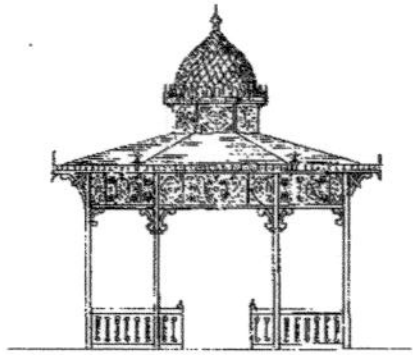

Plan.

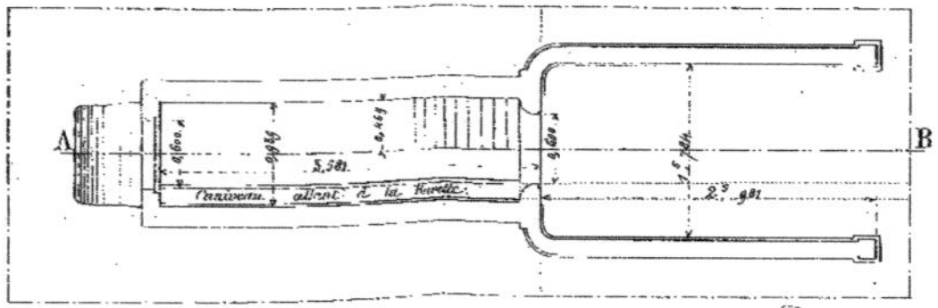

Caniveau allant à la Buvette

Échelle des détails. 2 Sagènes.

LÉGENDE.

Alluvions des Pentes

Marne éocène.

A. Broise et Courtier, 45, rue de Dunkerque, Paris.

Léon DRU.

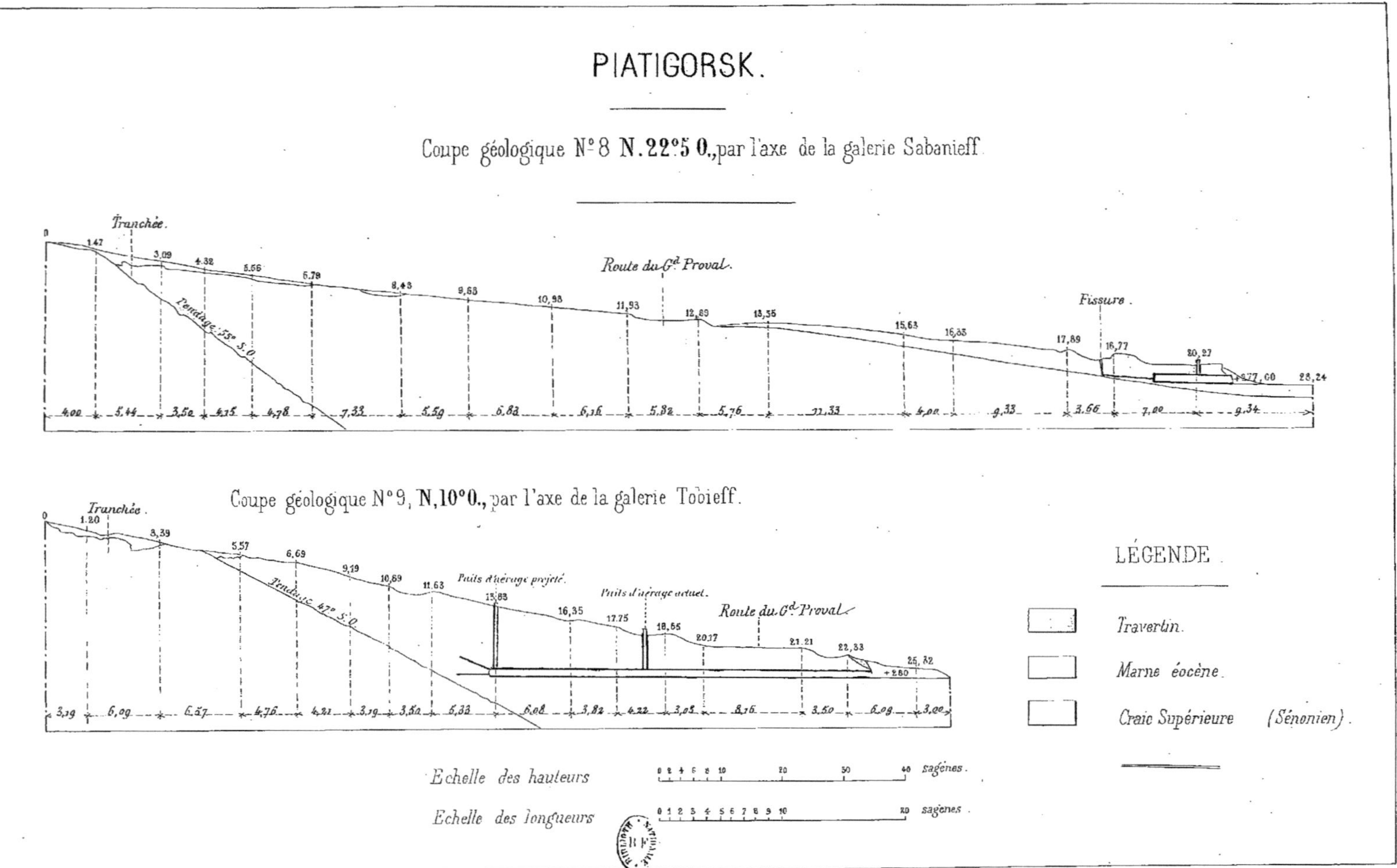

A. Broise et Courtier, 43, rue de Dunkerque, Paris

Léon DRU.

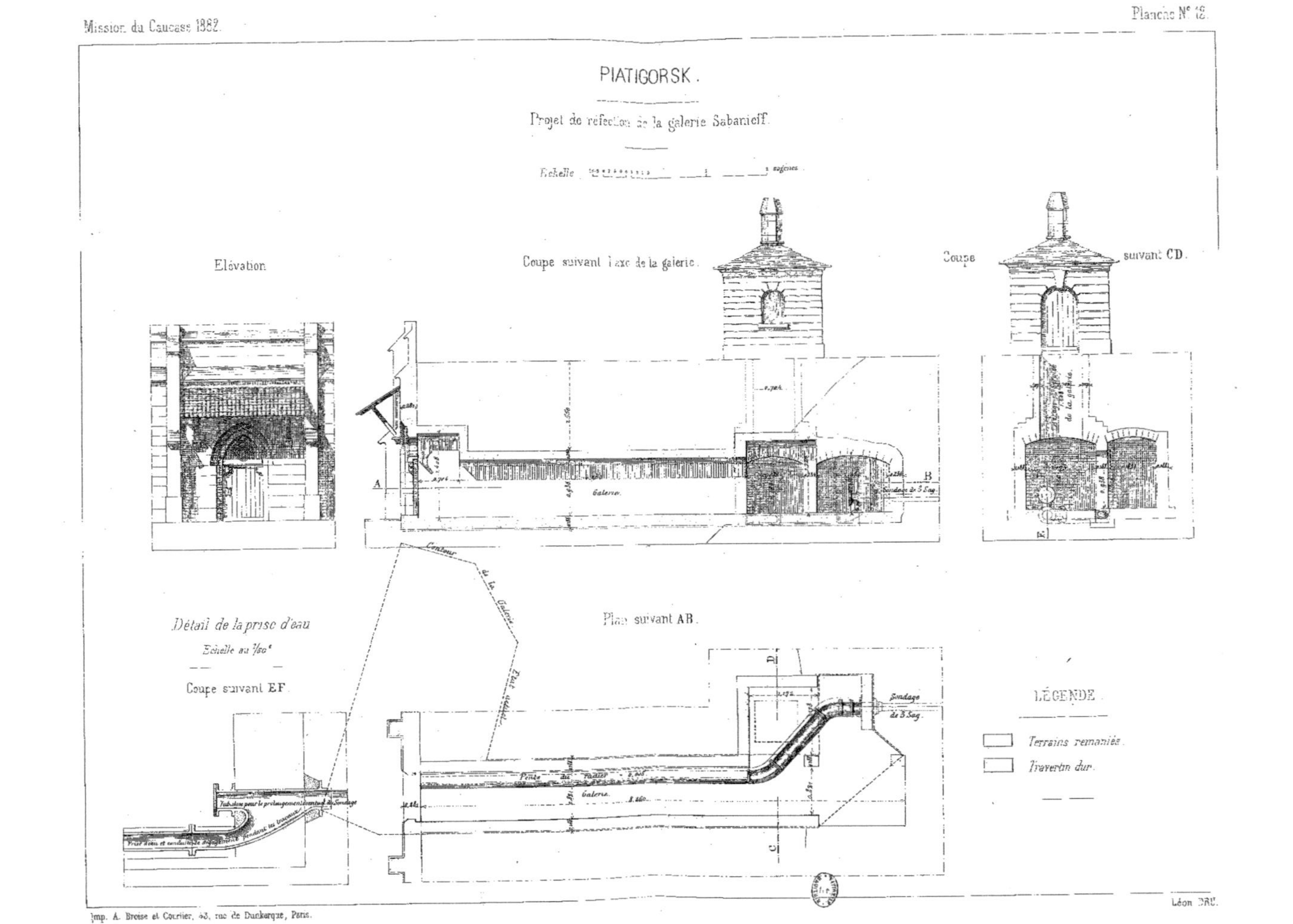

Imp. A. Broise et Courtier, 43, rue de Dunkerque, Paris.

Léon DRU.

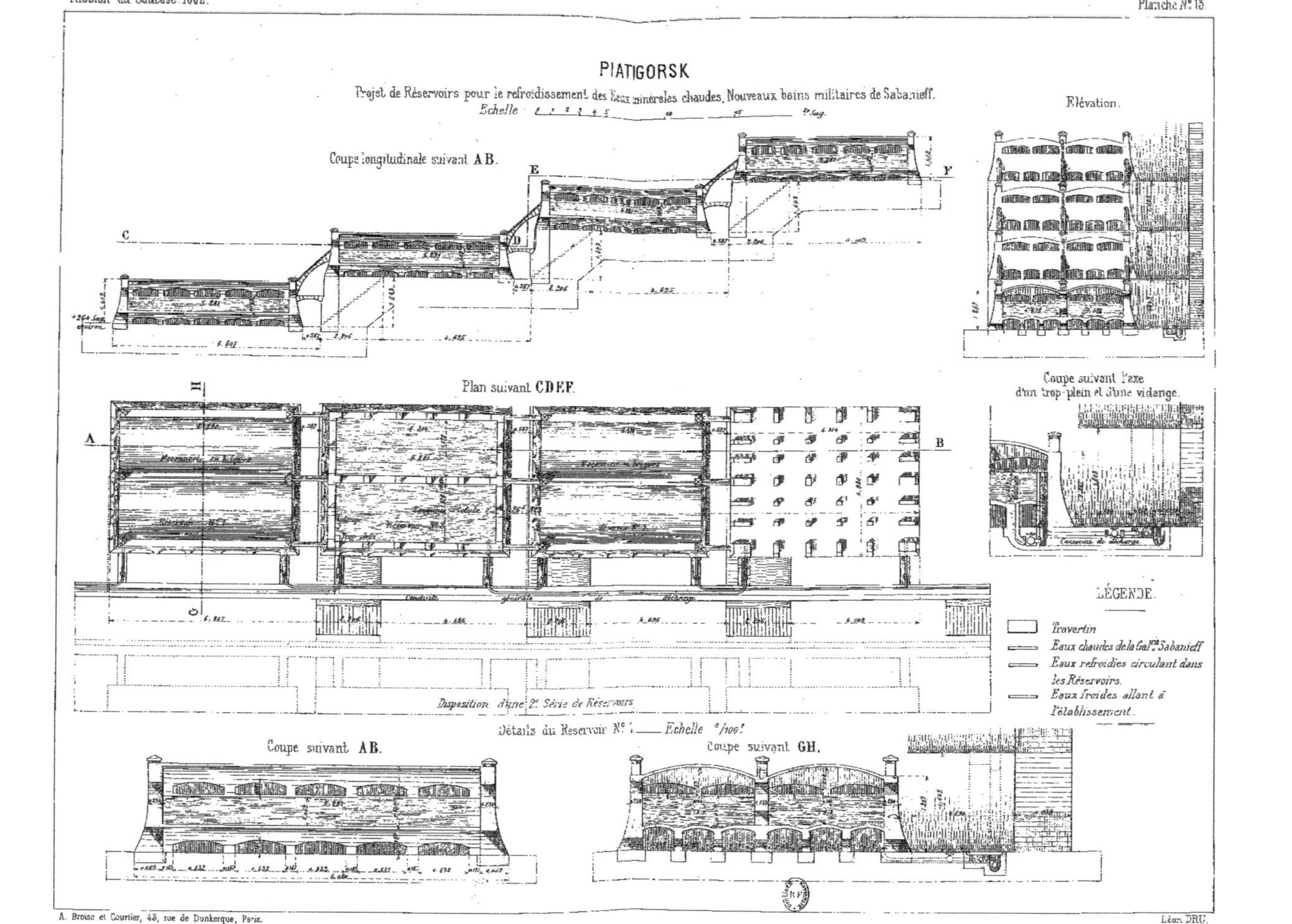
PIATIGORSK
Projet de Réservoirs pour le refroidissement des Eaux minérales chaudes, Nouveaux bains militaires de Sabanieff.
Echelle
Coupe longitudinale suivant AB.
Elévation.
Plan suivant CDEF.
Coupe suivant l'axe d'un trop-plein et d'une vidange.
LÉGENDE.
Travertin
Eaux chaudes de la Galie Sabanieff
Eaux refroidies circulant dans les Réservoirs.
Eaux froides allant à l'établissement.
Conduite générale de décharge
Disposition d'une 2e Série de Réservoirs
Détails du Réservoir N° 1 — Echelle 1/100e
Coupe suivant AB.
Coupe suivant GH.

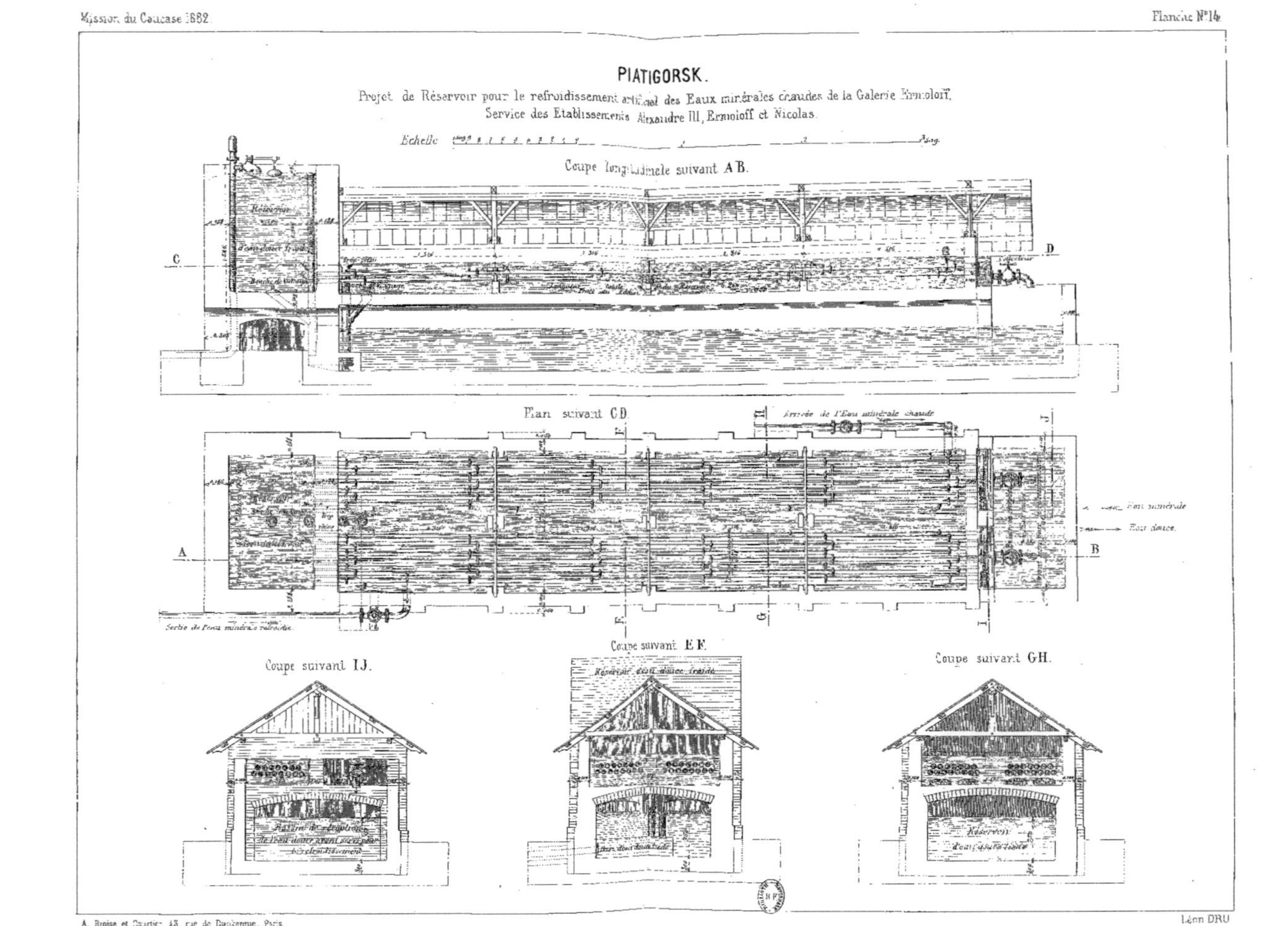

A. Broise et Courtier, 43, rue de Dunkerque, Paris.
Léon DRU

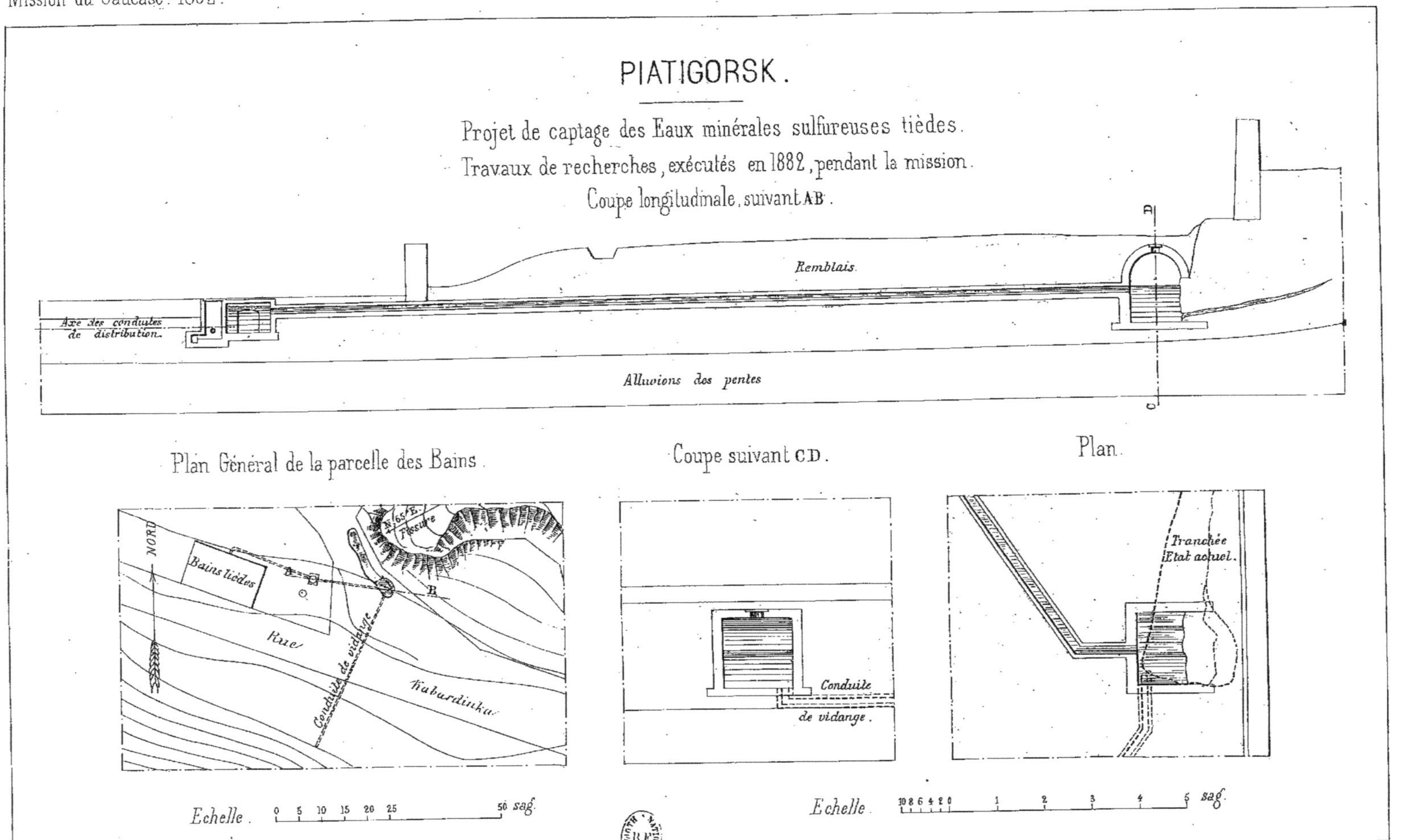

Auto. Imp. A. Broise et Courtier, 43, rue de Dunkerque, Paris.

Léon DRU.

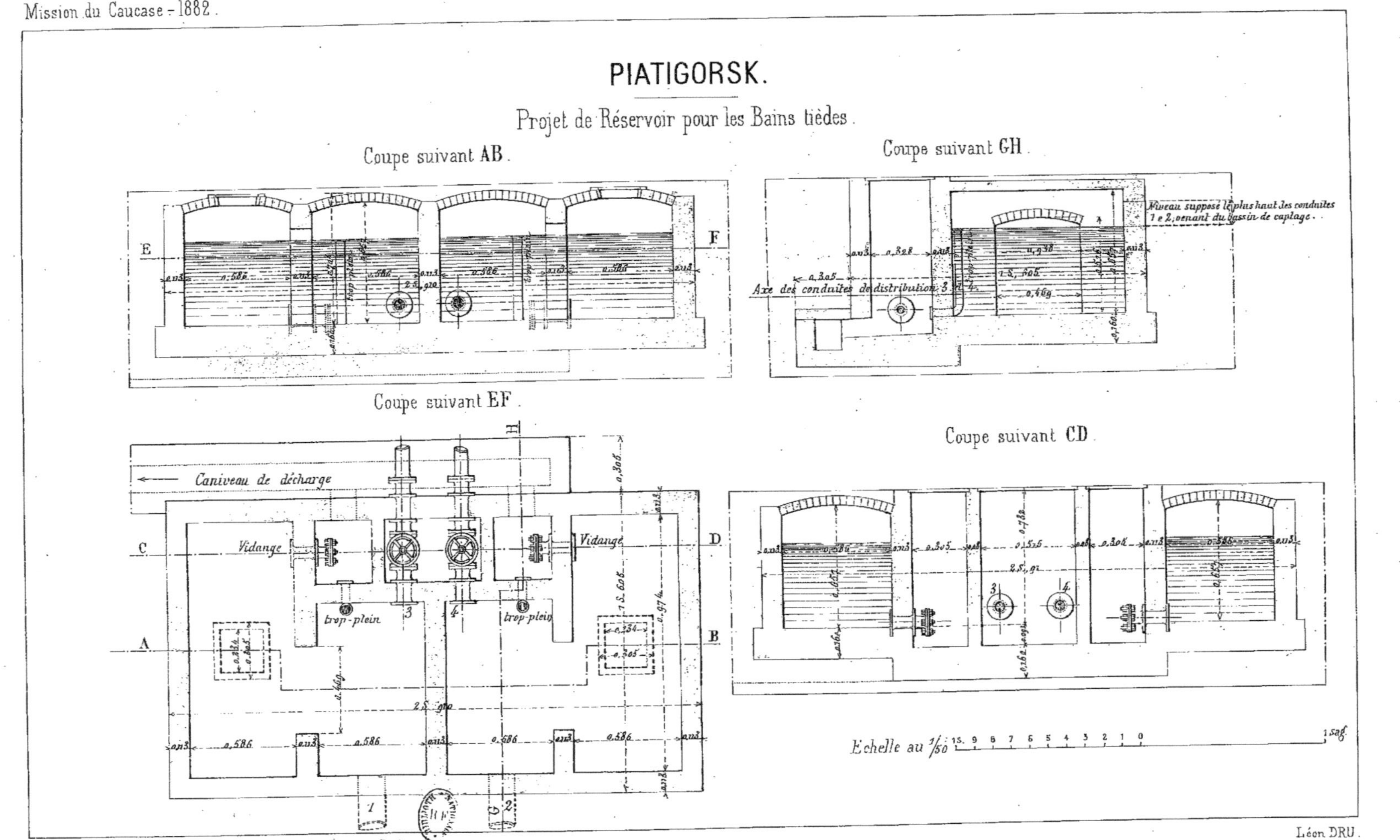

Auto.-Imp. A. Broise et Courtier, 43, rue de Dunkerque, Paris.

Léon DRU.

PIATIGORSK.

Projet d'Établissement Thermal.

Bains Alexandre III.

Plan.

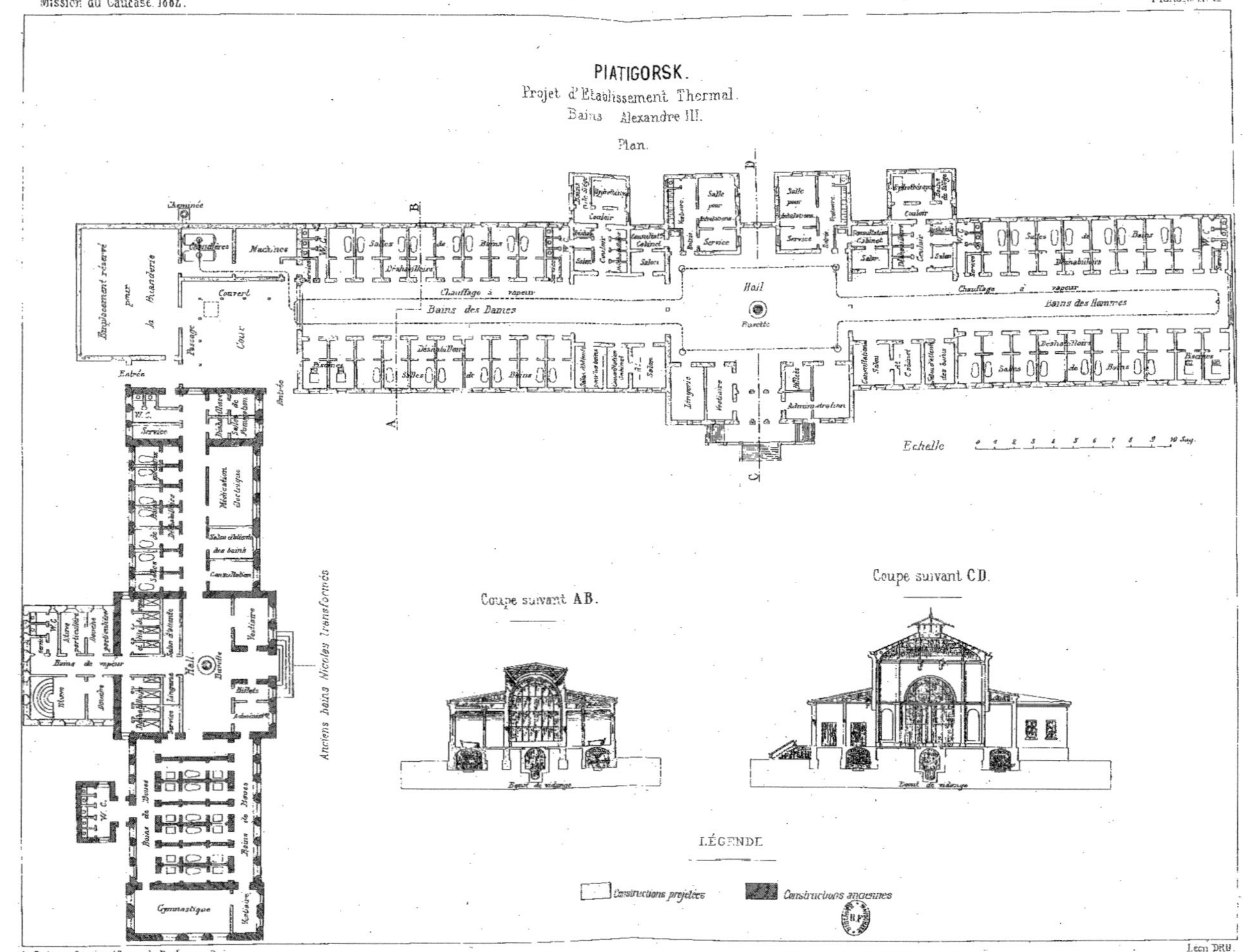

A. Broise et Courtier, 43, rue de Dunkerque, Paris.

Léon DRU.

PIATIGORSK.

Etablissement Alexandre II. — Détails d'une salle d'hydrothérapie

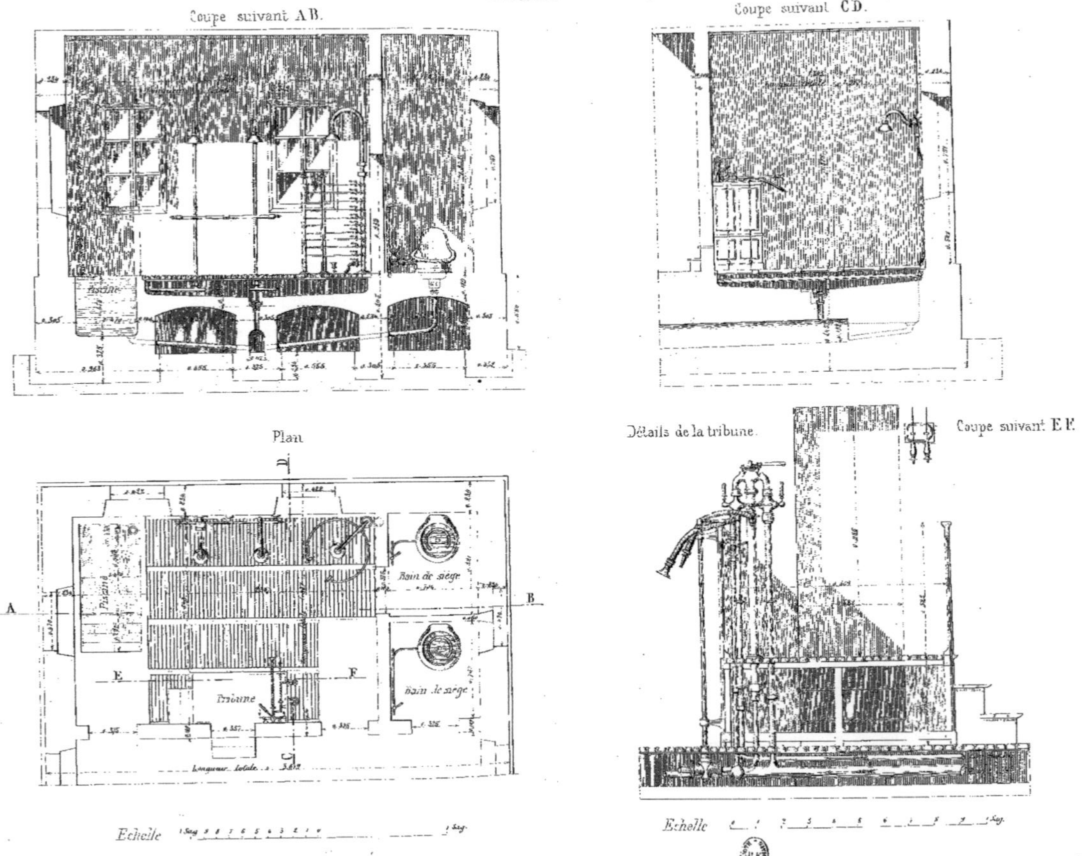

Coupe suivant AB.

Coupe suivant CD.

Plan

Piscine

Bain de siège

Tribune

Bain de siège

Longueur totale 3.892

Echelle

Détails de la tribune.

Coupe suivant EF.

Echelle

A. Broise et Courtier, 43, rue de Dunkerque, Paris.

Lith. DRU

PIATIGORSK.

Etablissement Alexandre III.

Détails d'une salle d'Inhalation.

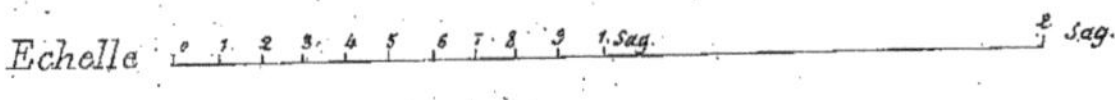

Coupe suivant AB.

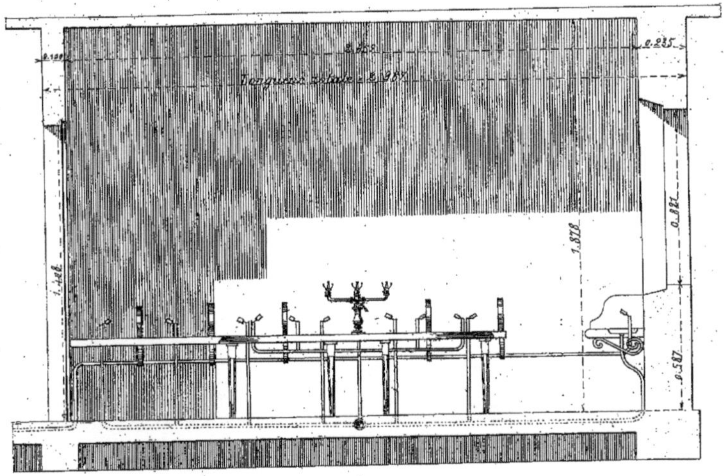

Plan.

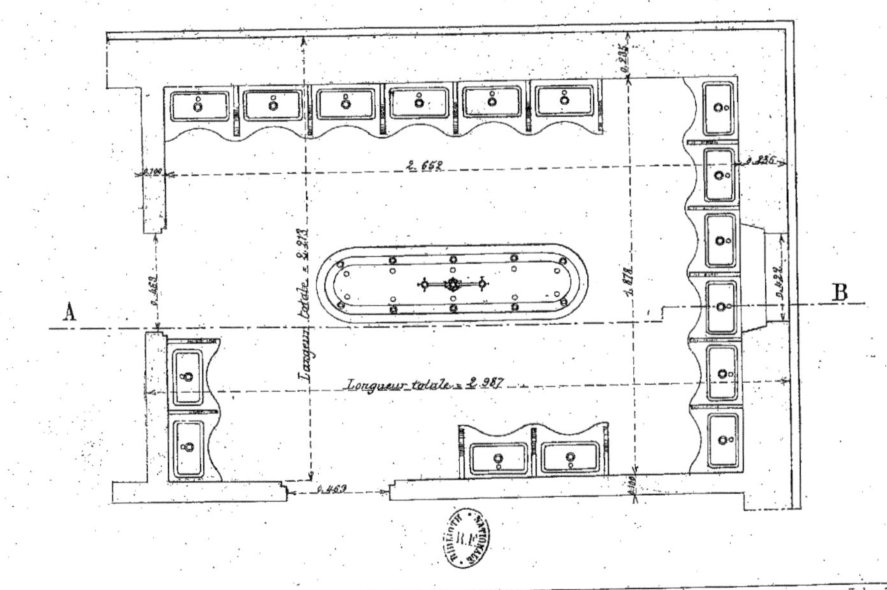

A. Broise et Courtier, 43, rue de Dunkerque, Paris. Léon DRU.

PIATIGORSK

Projet de dérivation
des sources du Mont Bechtaou et de la source Zolotouchka.

Echelle 0 100 200 300 400 Sag.

Plan.

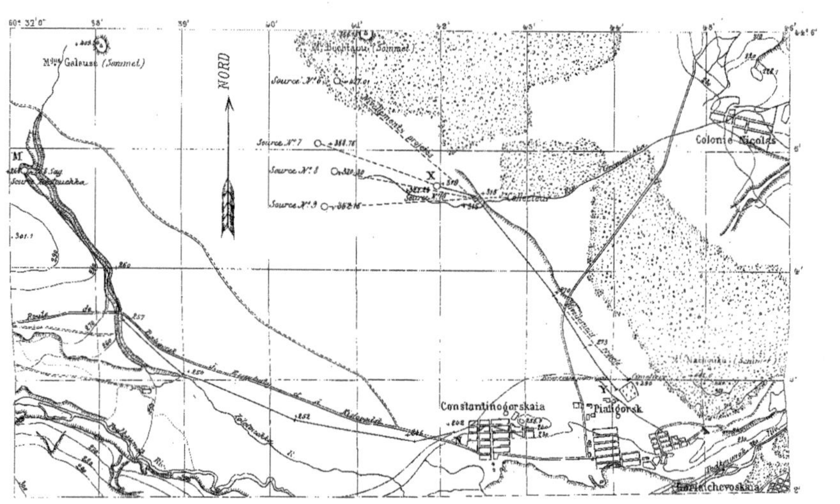

Profil suivant XY de la source N° 10
à l'angle supérieur du Cimetière de Piatigorsk.

Profil suivant MN de la source Zolotouchka au point N.
qui domine le Faubourg Constantinogorskaia.

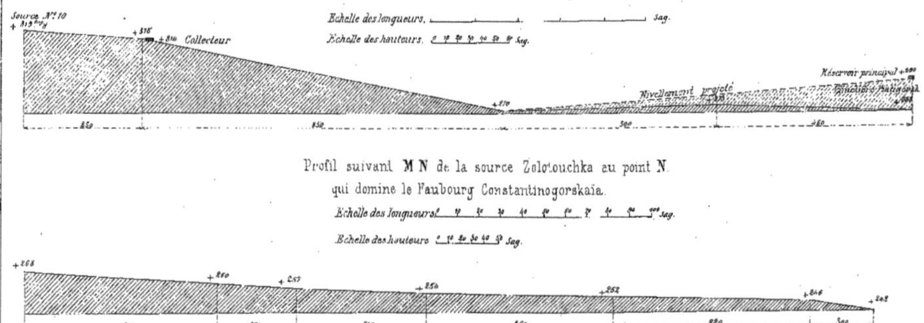

A. Broise et Courtier, rue de Dunkerque, Paris

Léon DRU.

PIATIGORSK

Plan général avec l'emplacement des constructions projetées et l'indication des promenades et routes nouvelles.

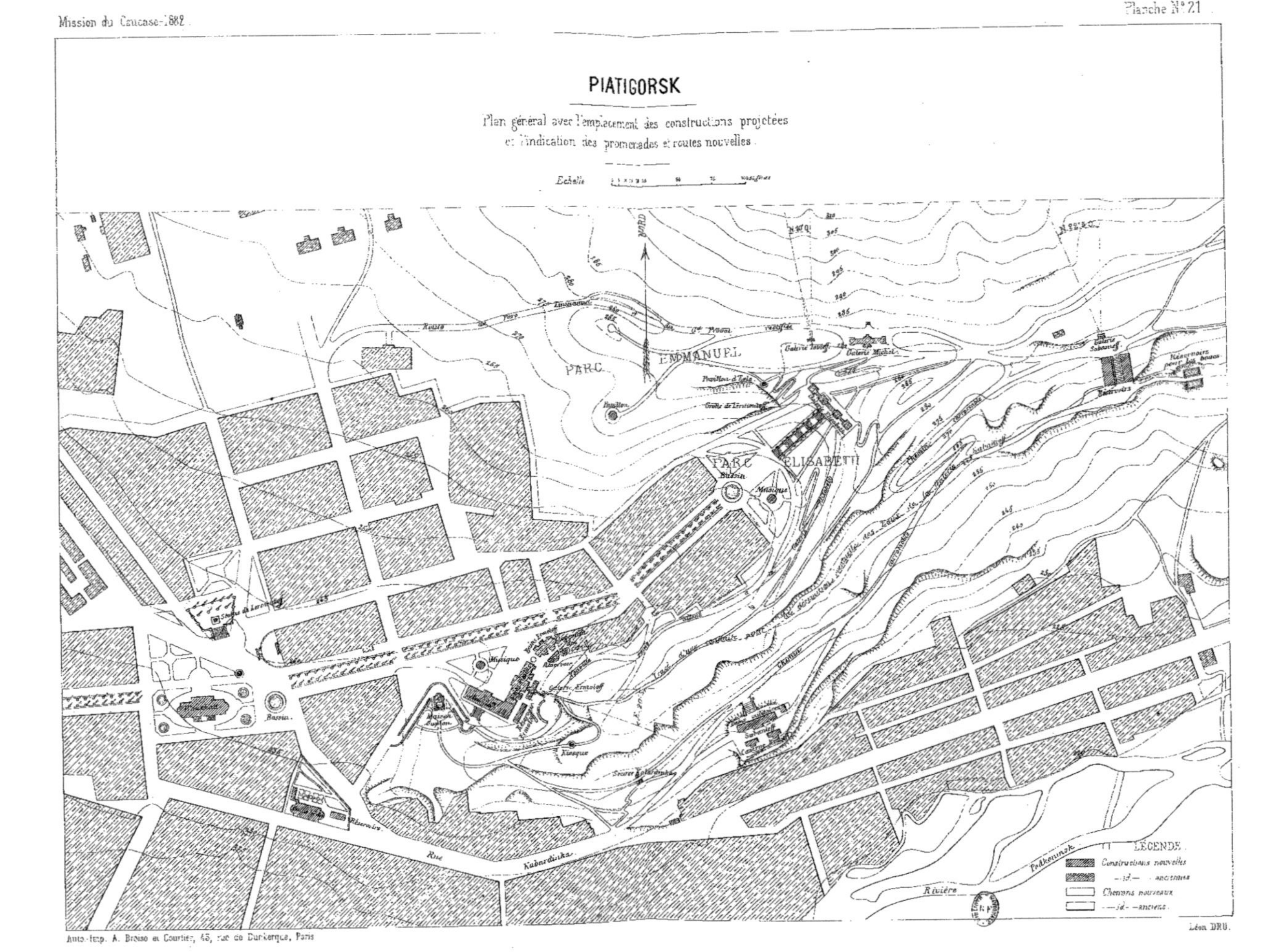

Auto-Imp. A. Broise et Courtier, 43, rue de Dunkerque, Paris

Léon DRU.

GÉLEZNOVODSK.

Coupe géologique N° 10, N. 40° O., de la source Emmanuel à la Riv. Géleznaïa, passant par la Montagne de fer et la Butte de l'Archevêque.

Coupe géologique N° 11, N. 17° E., de la source Griasnouchka à la Riv. Géleznaïa, passant par la Tranchée N° 2 et la Butte de l'Archevêque.

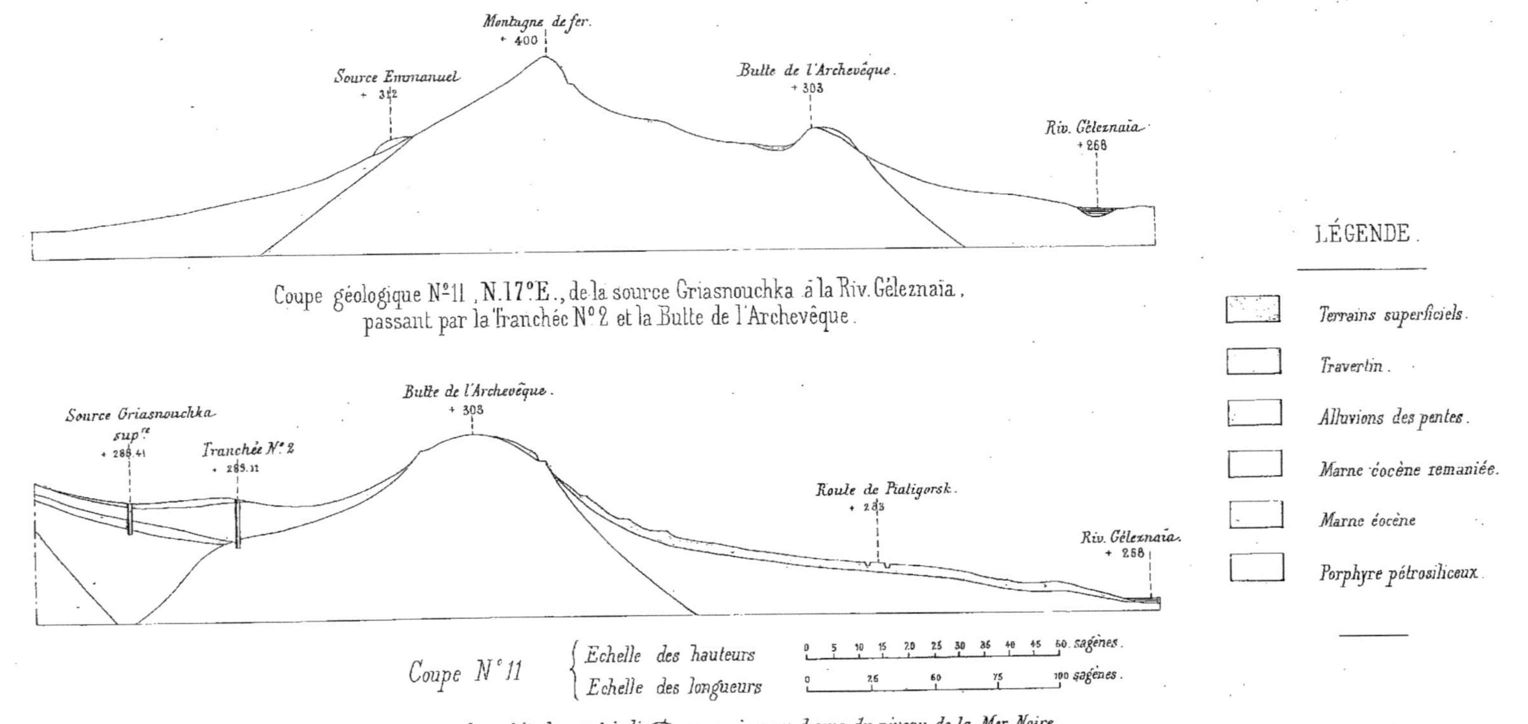

LÉGENDE.

- Terrains superficiels.
- Travertin.
- Alluvions des pentes.
- Marne éocène remaniée.
- Marne éocène
- Porphyre pétrosiliceux.

Coupe N° 11 { Echelle des hauteurs 0 5 10 15 20 25 30 35 40 45 50 sagènes.
Echelle des longueurs 0 25 50 75 100 sagènes.

Les altitudes sont indiquées en sagènes au dessus du niveau de la Mer Noire.

ato. Imp. A. Broise et Courtier, 43, rue de Dunkerque, Paris.

Léon DRU.

GÉLEZNOVODSK

Plan géologique des deux sous-groupes avec l'emplacement des parcs et constructions projetés

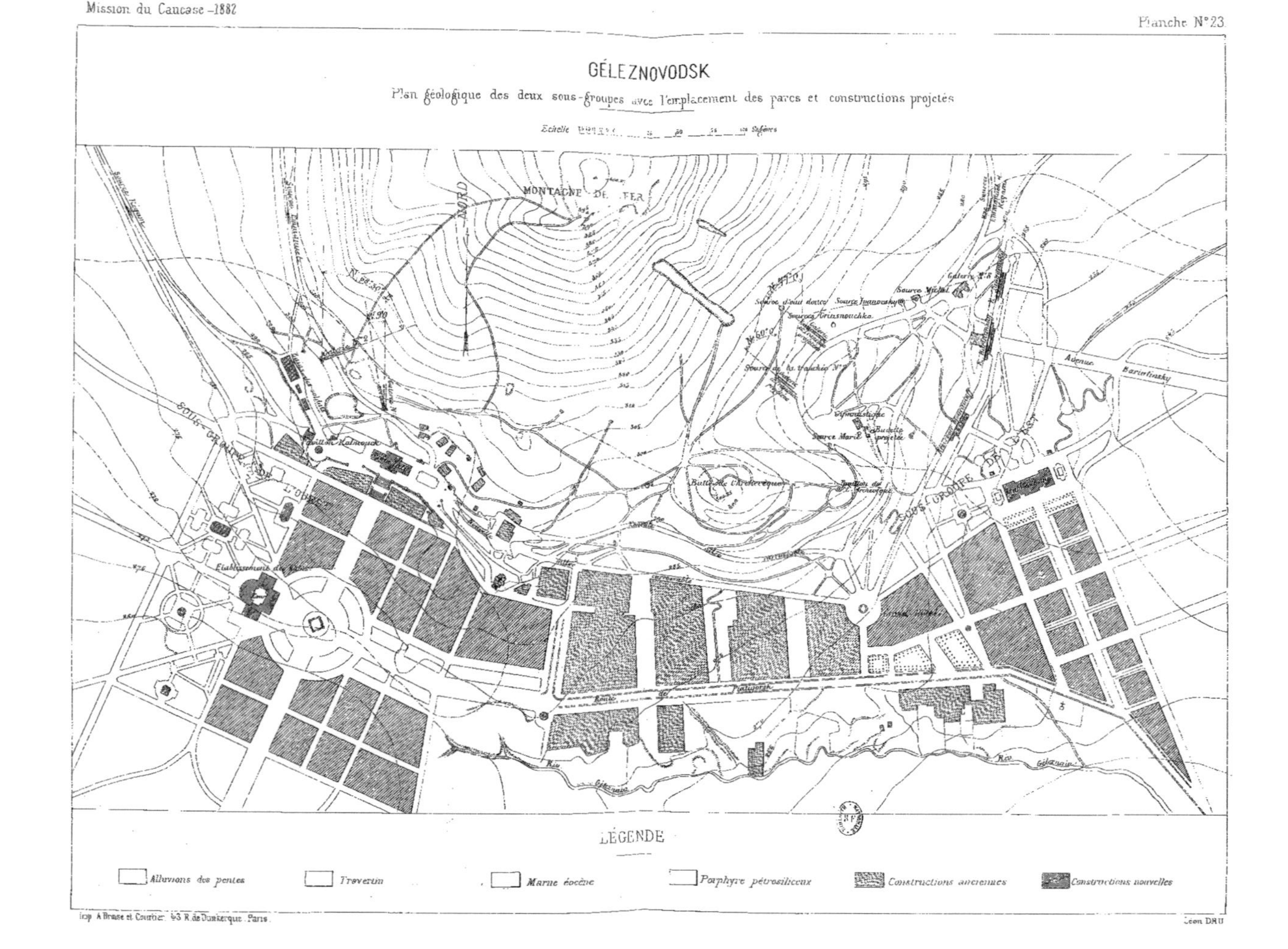

LÉGENDE

Alluvions des pentes — Travertin — Marne éocène — Porphyre pétrosiliceux — Constructions anciennes — Constructions nouvelles

Imp. A. Brasse et Courtier, 43 R. de Dunkerque, Paris.

Léon DRU

GÉLEZNOVODSK.

Plan Général du sous-groupe de l'Est, avec les sondages exécutés en 1882, pendant la mission.

Recherche des eaux minérales froides.

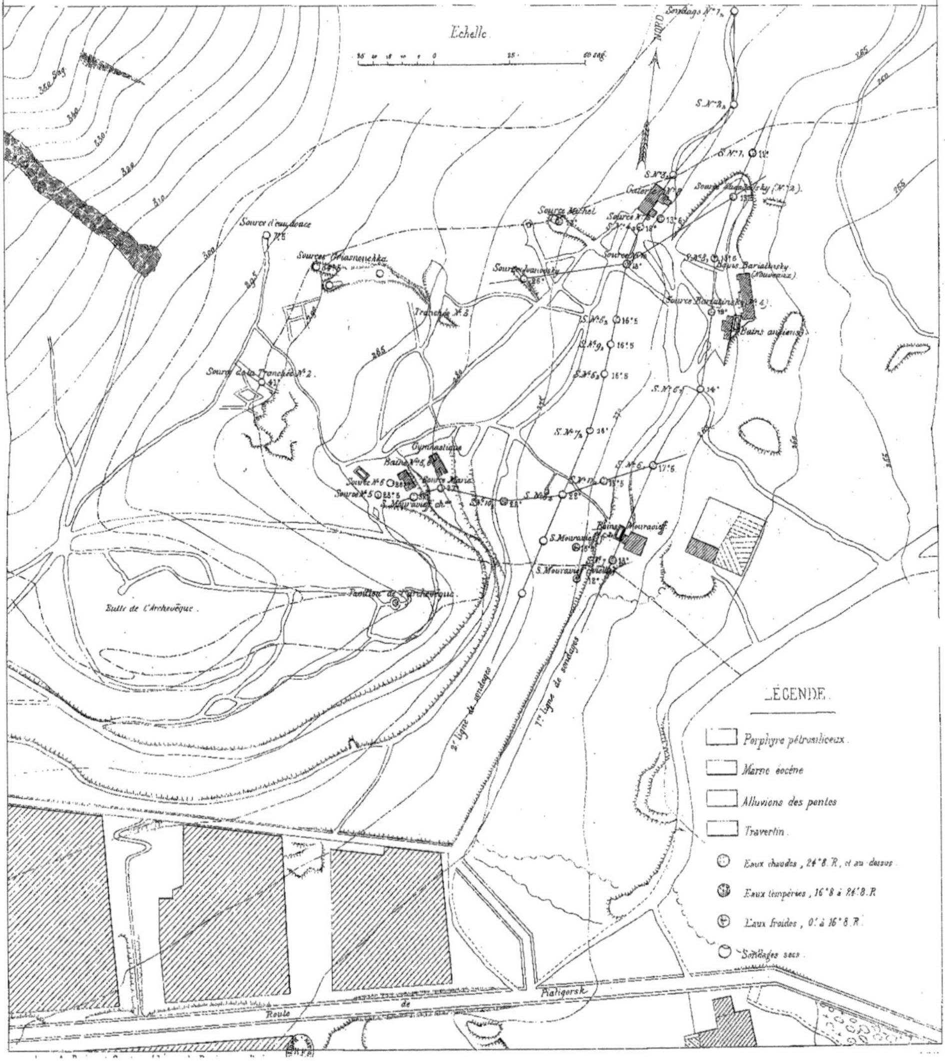

Échelle

Source d'eau douce

Source Griasnouchka

Tranchée N.° 3

Source de la Tranchée N.° 2

Source Michel

Source Ivanovsky

Galerie N.° 8

Source Bariatinsky

Bains Bariatinsky (Nouveaux)

Bains anciens

Gymnastique

Bains N.° 5

Bains Marie

Source N.° 5

Bains Mouravieff

S. Mouravieff

Butte de l'Archevêque

Pavillon de l'Archevêque

2.° ligne de sondages

1.° ligne de sondages

Route de Patigorsk

LÉGENDE.

Porphyre pétrosiliceux.

Marne éocène

Alluvions des pentes

Travertin.

Eaux chaudes, 24°8. R, et au dessus.

Eaux tempérées, 16°8 à 24°8. R

Eaux froides, 0° à 16°8. R.

Sondages secs.

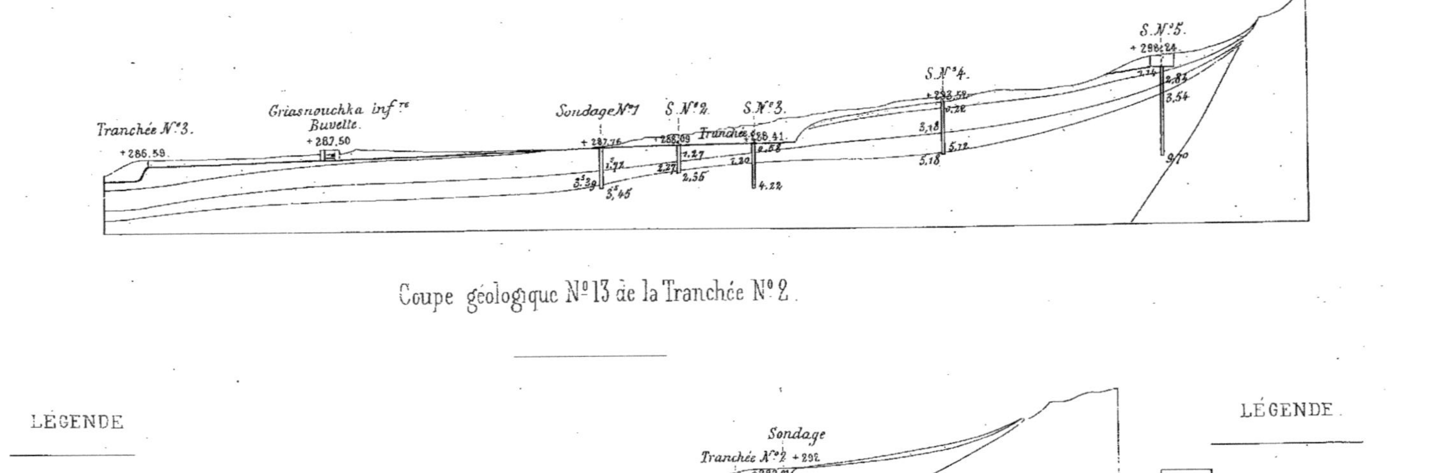

A. Broise et Courtier, 43, rue de Dunkerque, Paris.
Léon DRU.

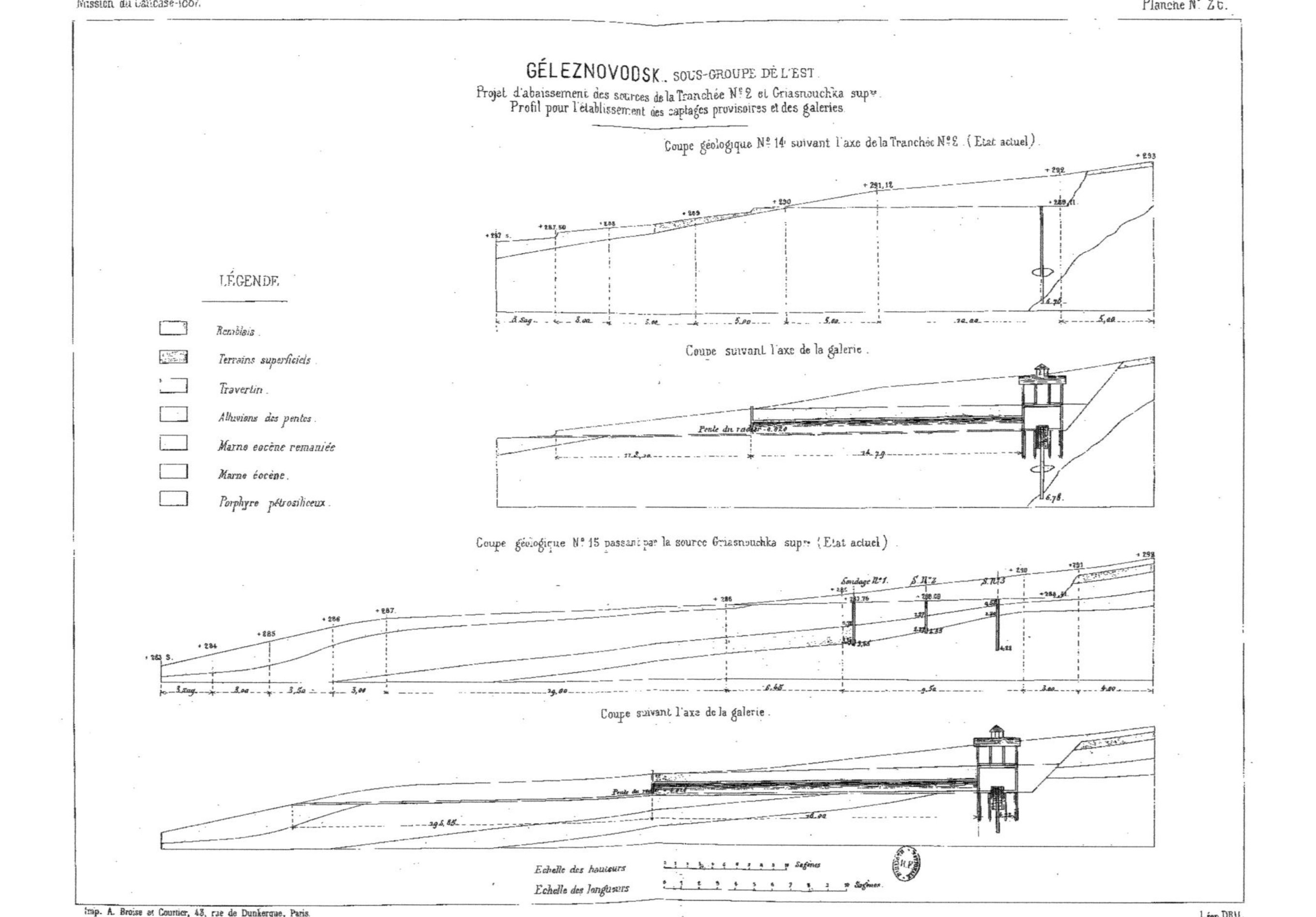

Imp. A. Broise et Courtier, 43, rue de Dunkerque, Paris.
Léon DRU.

GÉLEZNOVODSK, SOUS-GROUPE DE L'EST.

Travaux de recherches et d'aménagement de la Source Griasnoutchka supérieure.

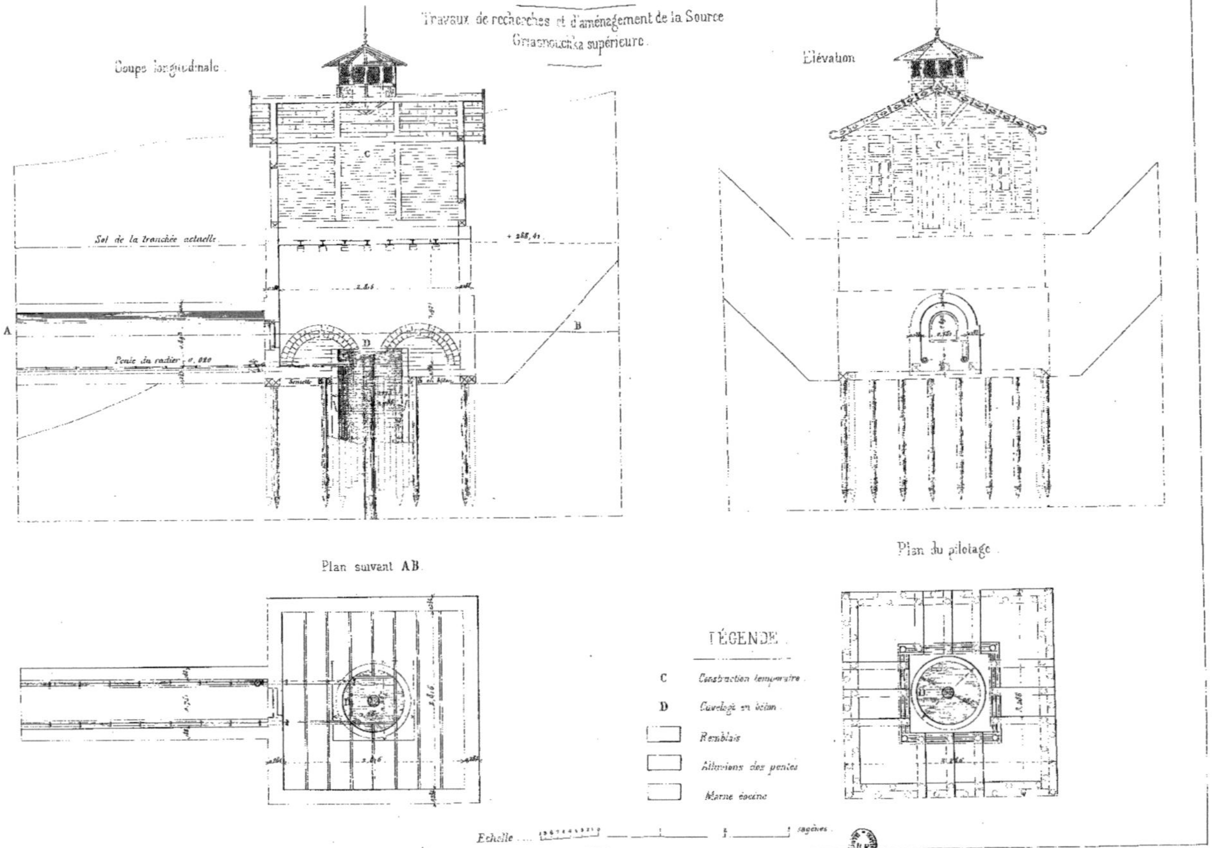

Coupe longitudinale.

Sol de la tranchée actuelle.

\+ 288,41

A

B

C

D

Pente du radier 0,020

Élévation.

C

Plan suivant AB.

2,816

Plan du pilotage.

LÉGENDE.

C Construction temporaire.

D Cuvelage en béton.

Remblais.

Alluvions des pentes.

Marne éocène.

Echelle ... sagènes.

Auto.-Imp. A. Broise et Courtier, 43, rue de Dunkerque, Paris.

Léon Dro.

GELEZNOVODSK – SOUS-GROUPE DE L'EST.

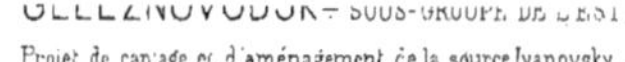

Projet de captage et d'aménagement de la source Ivanovsky.

Profil et Coupe géologique suivant AB.

Echelle des hauteurs

Echelle des longueurs

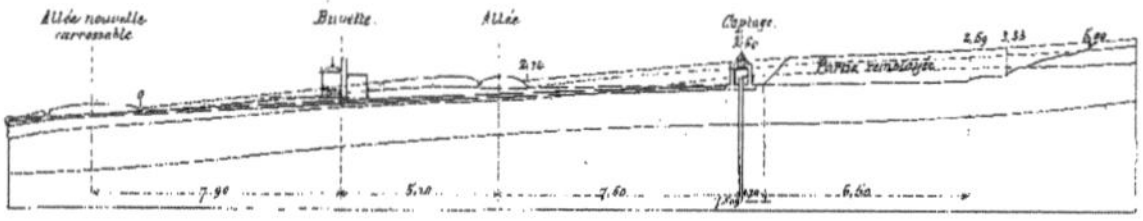

Plan

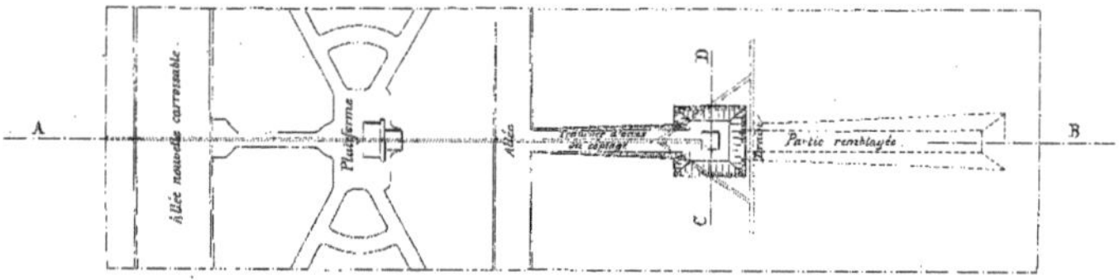

Coupe transversale de la buvette

Élévation

Echelle

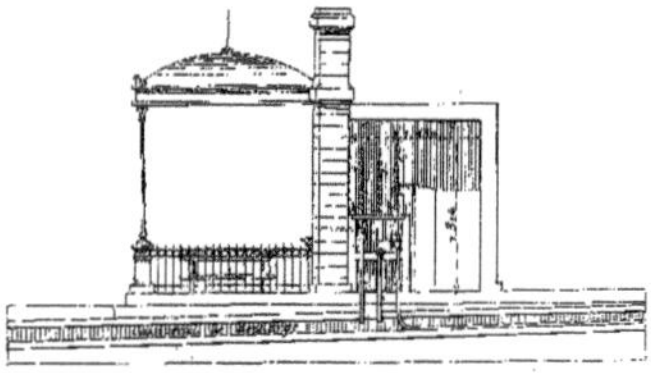

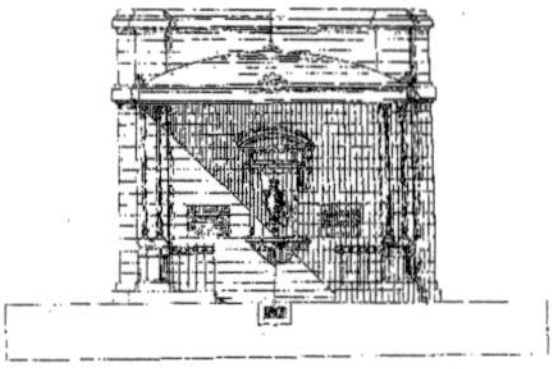

Coupe du Captage suivant l'axe de la conduite.

Coupe suivant CD.

Echelle sagènes

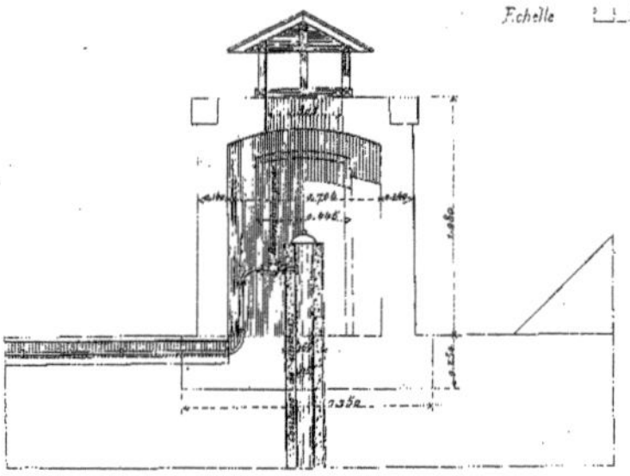

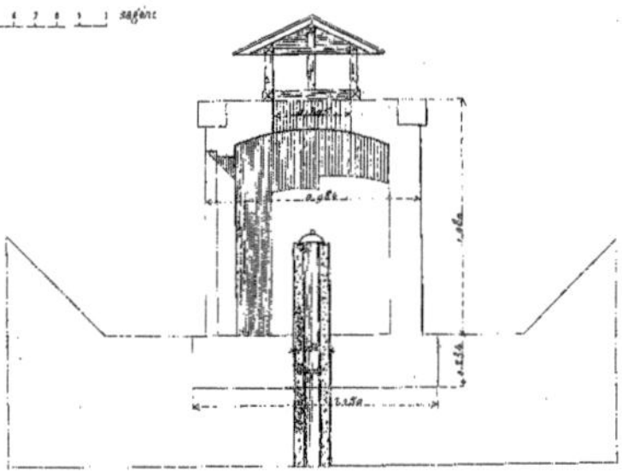

LÉGENDE

Terrains superficiels — *Travertin* — *Alluvions des pentes* — *Marne éocène*

Imp. A. Broise et Courtier, 48 rue de Dunkerque, Paris.

Léon DRU.

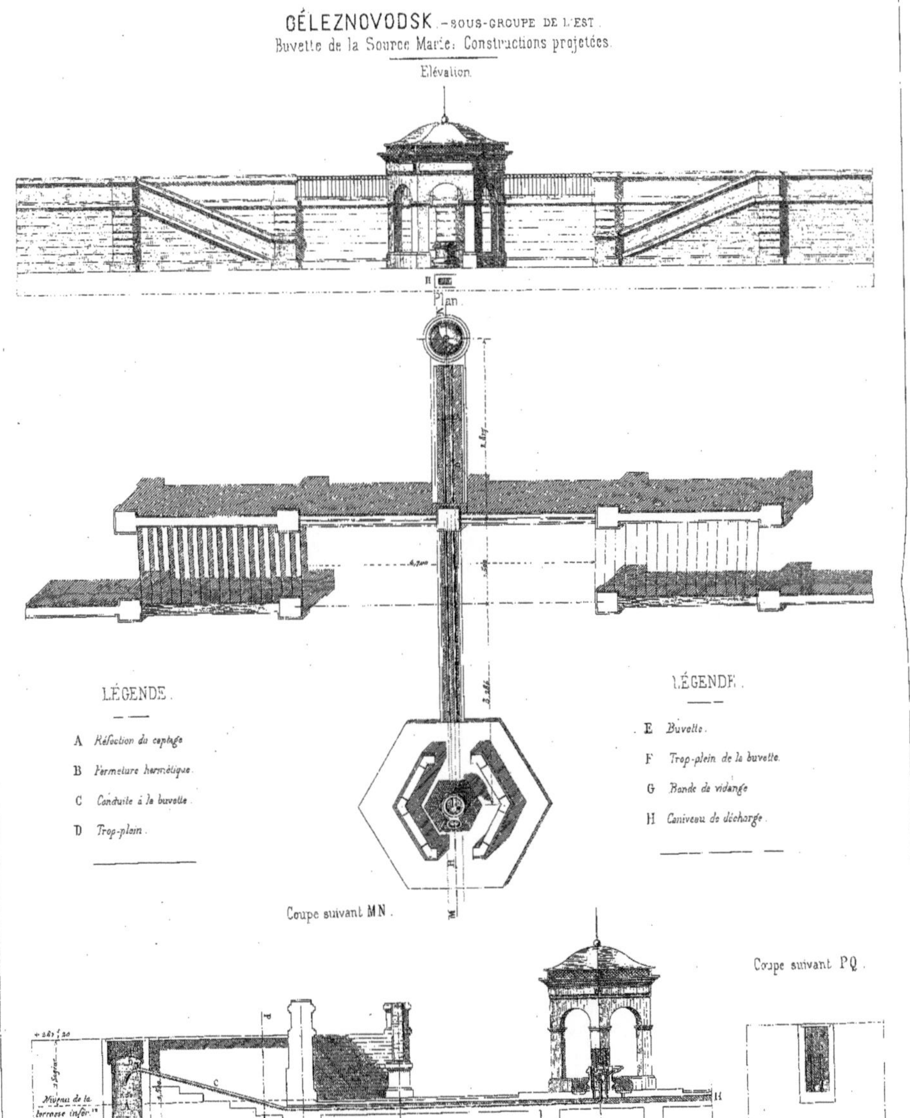

Coupe suivant PQ.

Echelle — 1 sagènes

Léon DRU

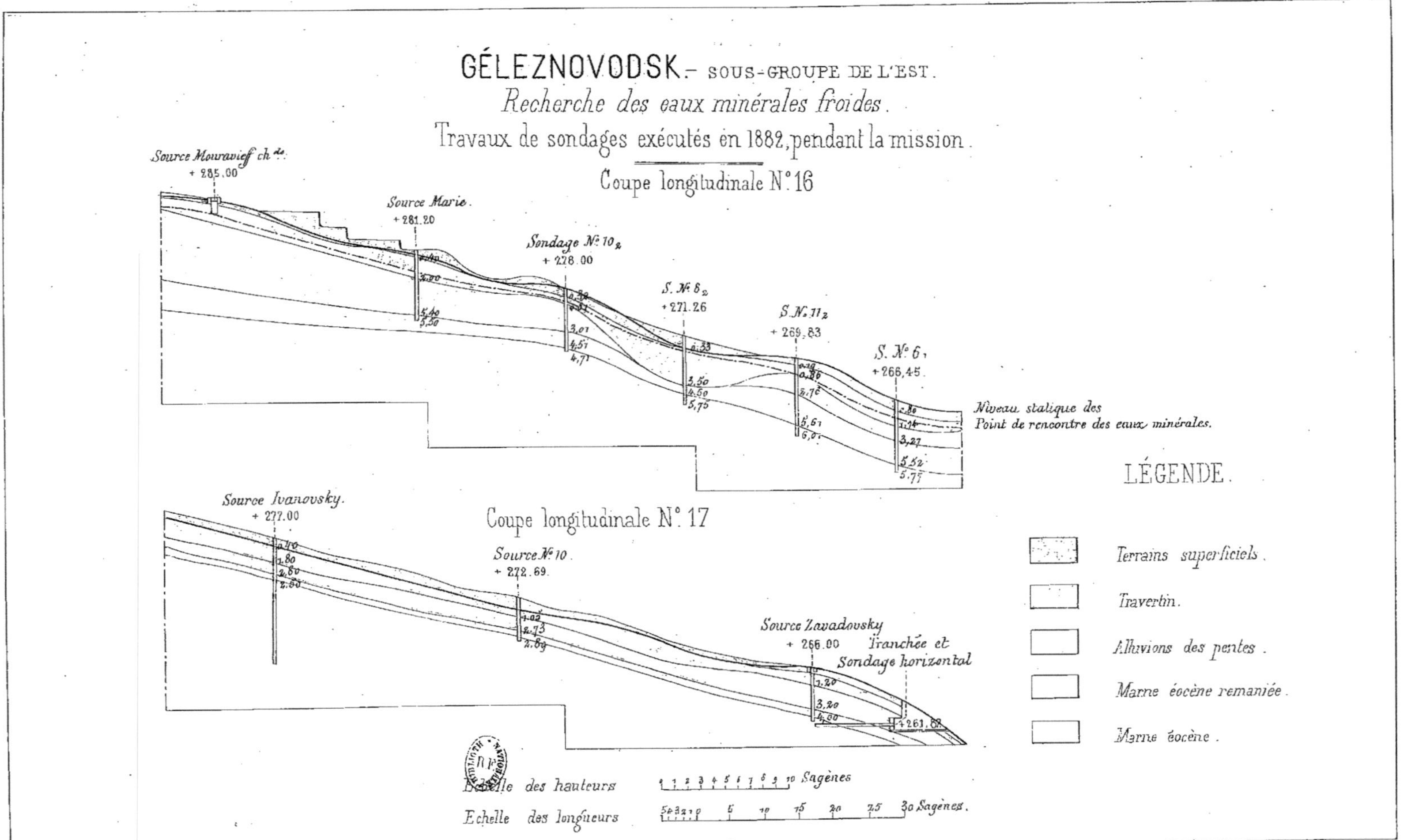

Auto.-Imp. A. Broise et Courtier, 43, rue de Dunkerque, Paris.

Léon DRU.

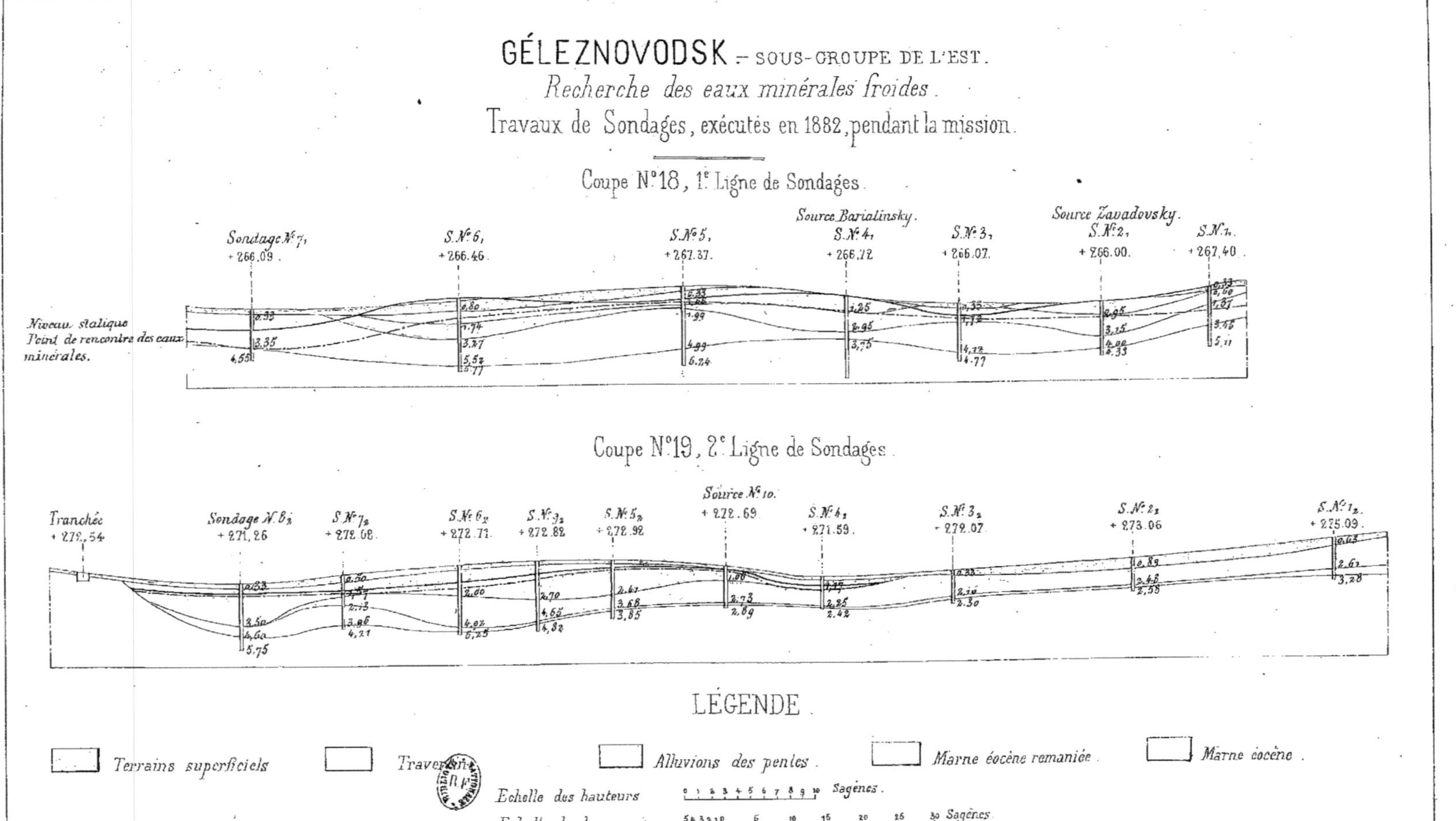
GÉLEZNOVODSK - SOUS-GROUPE DE L'EST.
Recherche des eaux minérales froides.
Travaux de Sondages, exécutés en 1882, pendant la mission.
Coupe N°18, 1e Ligne de Sondages.
Sondage N° 7₁ + 266.09.
S. N° 6₁ + 266.46.
S. N° 5₁ + 267.37.
Source Barialinsky. S. N° 4₁ + 266.72
S. N° 3₁ + 266.07.
Source Zavadovsky. S. N° 2₁ + 266.00.
S. N° 1₁ + 267.40.
Niveau statique
Point de rencontre des eaux minérales.
Coupe N°19, 2e Ligne de Sondages.
Tranchée + 272.54
Sondage N. 8₂ + 271.26
S. N° 7₂ + 272.68.
S. N° 6₂ + 272.71.
S. N° 3₂ + 272.82
S. N° 5₂ + 272.92
Source N° 10. + 272.69
S. N° 4₂ + 271.59.
S. N° 3₂ + 272.07
S. N° 2₂ + 273.06
S. N° 1₂ + 275.09.
LÉGENDE.
Terrains superficiels
Traver…
Alluvions des pentes.
Marne éocène remaniée.
Marne éocène.
Echelle des hauteurs
Sagènes.
Echelle des longueurs
Sagènes.

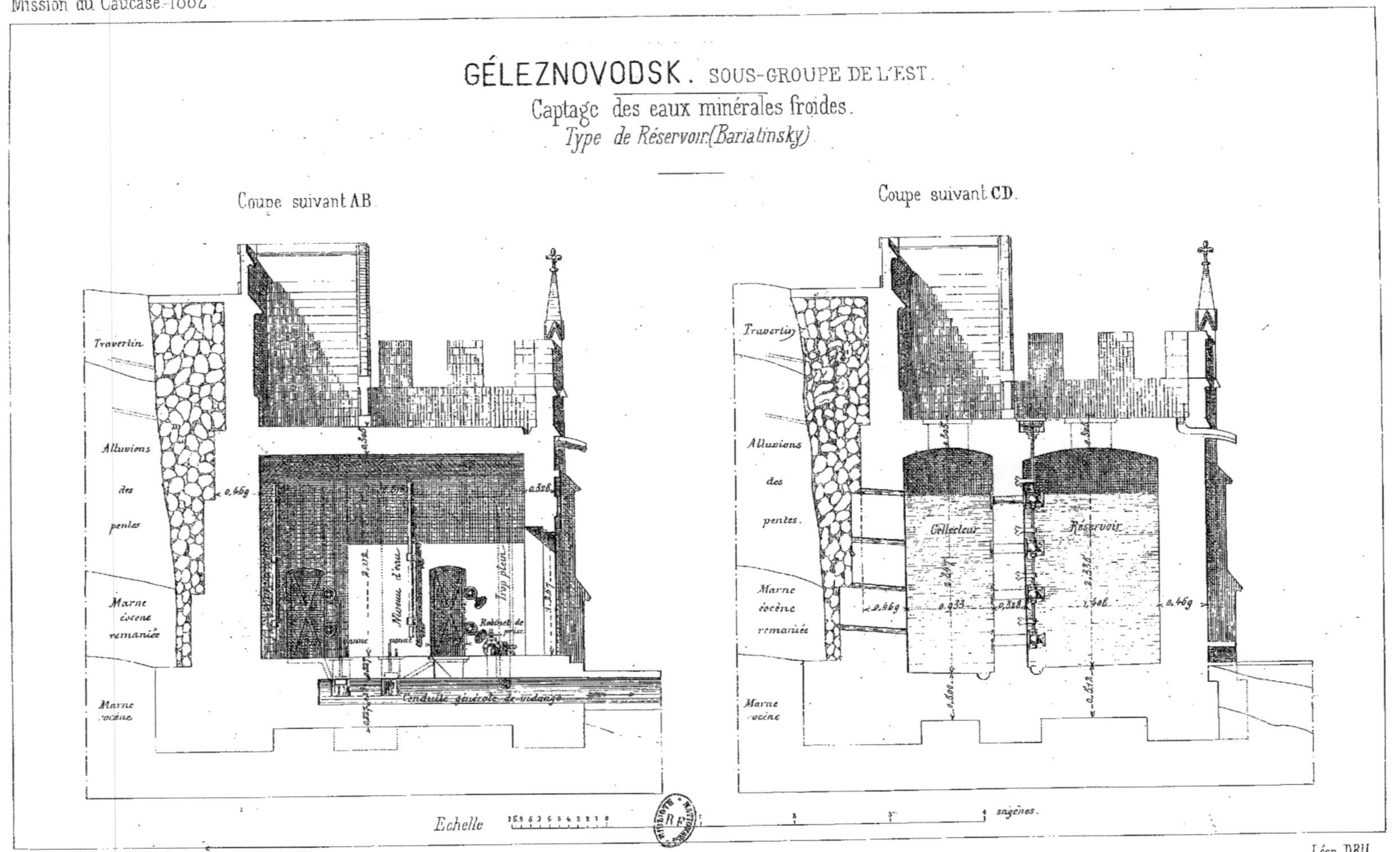

A Broise et Courtier, 43, rue de Dunkerque, Pa

Léon. DRU.

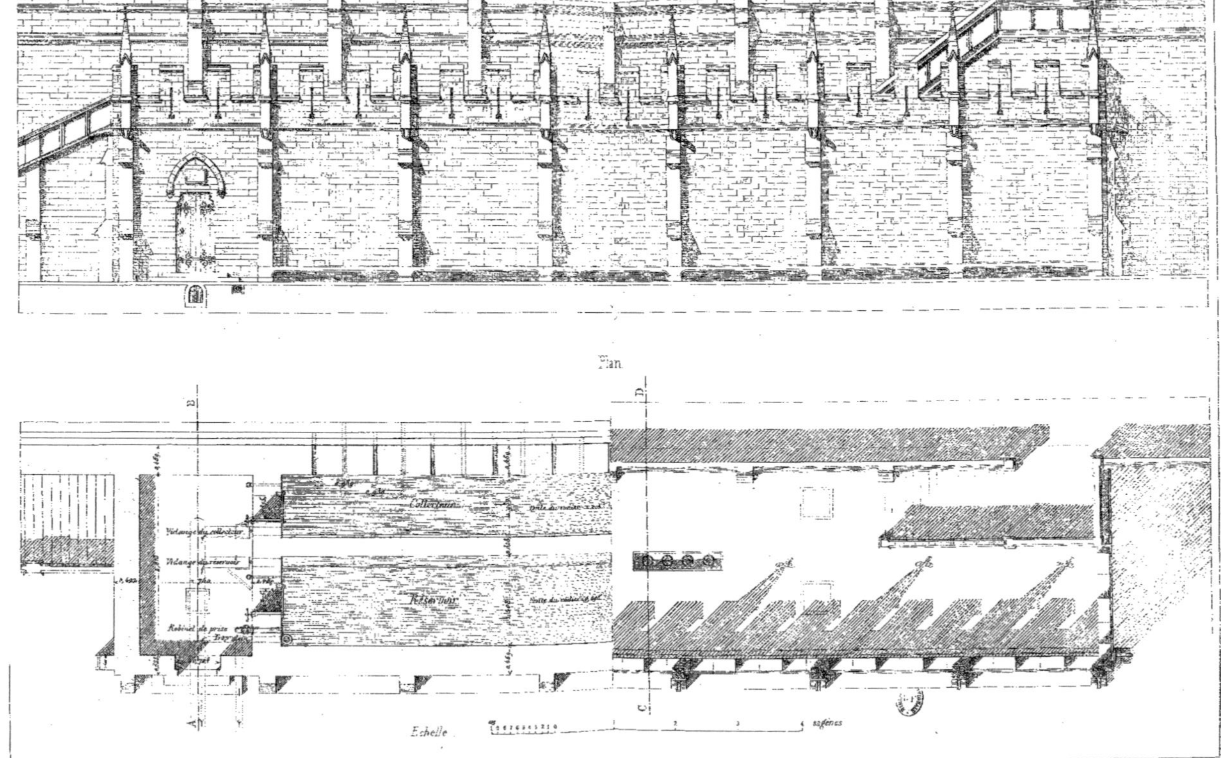

Imp. A. Broise et Courtier, 43, rue de Dunkerque, Paris.

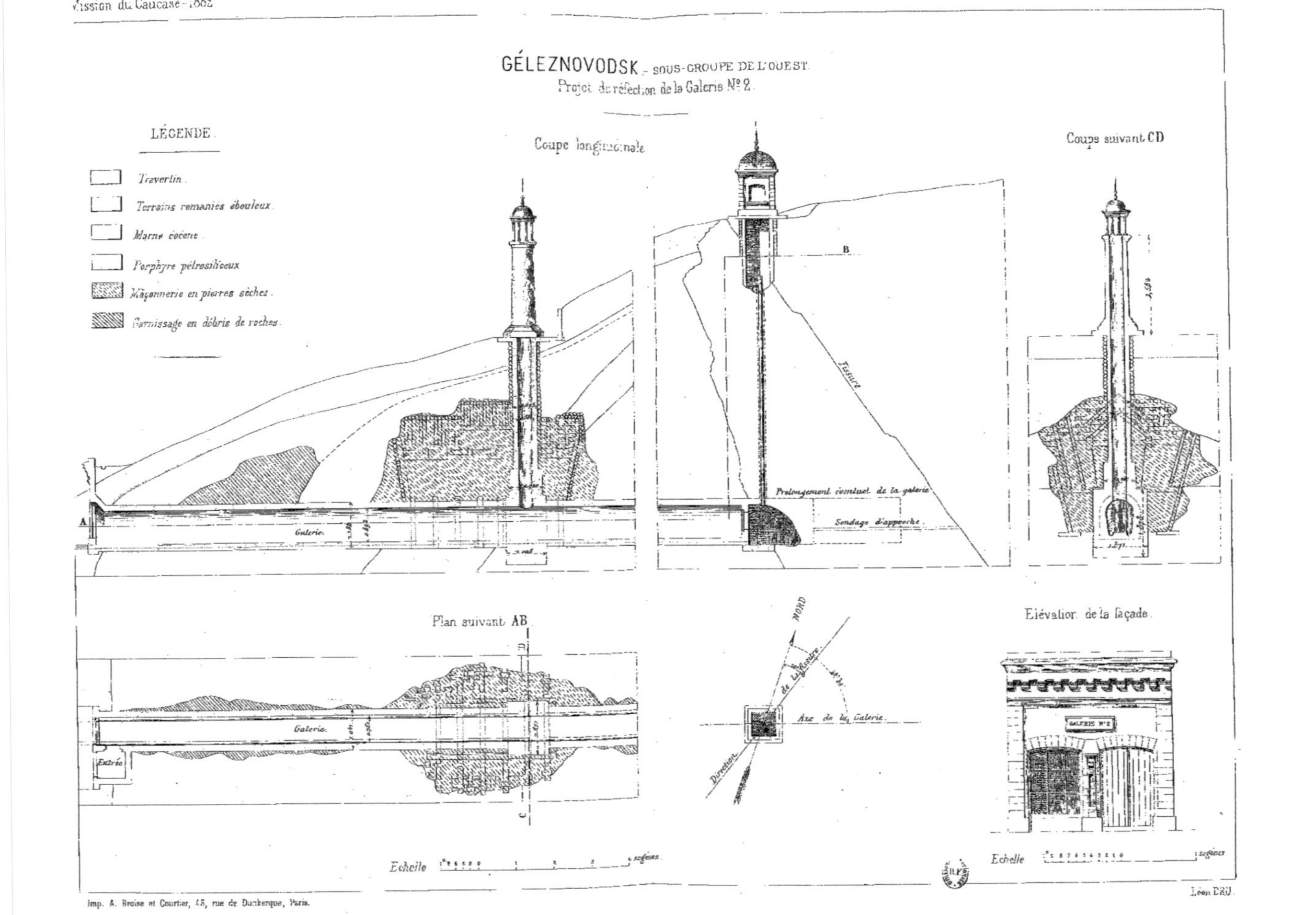

Imp. A. Broise et Courtier, 45, rue de Dunkerque, Paris.

Léon DRU

GÉLEZNOVODSK. SOUS-GROUPE DE L'EST

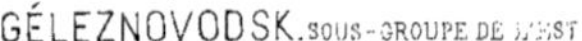

Emplacement de l'Établissement des Bains, des Réservoirs, etc.
Tracé du Quartier neuf et du nouveau Parc.

Échelle — sagènes.

NORD

LÉGENDE.

- Eaux chaudes, 24° 8 R. et au dessus
- Eaux tempérées, 16° 8 à 24° 8 R.
- Eaux froides, de 0° à 16° 8 R.

LÉGENDE

- Constructions anciennes
- — id. — nouvelles.
- Canalisation des eaux chaudes.
- — id. — froides.

Galerie N° 8
Source Michel
Source d'eau douce
Sources Orianovka
Source Ivanovka
Source de la Tranchée N° 2
Gymnastique
Source Marie
Source Mouravieff
Pavillon de l'Archiduque
Réservoirs
Promenade
Avenue Bariatinsky
Établ. des Bains
Pavillon de la musique
Nouvelle allée carrossable
Grand Hôtel
Route de Piatigorsk

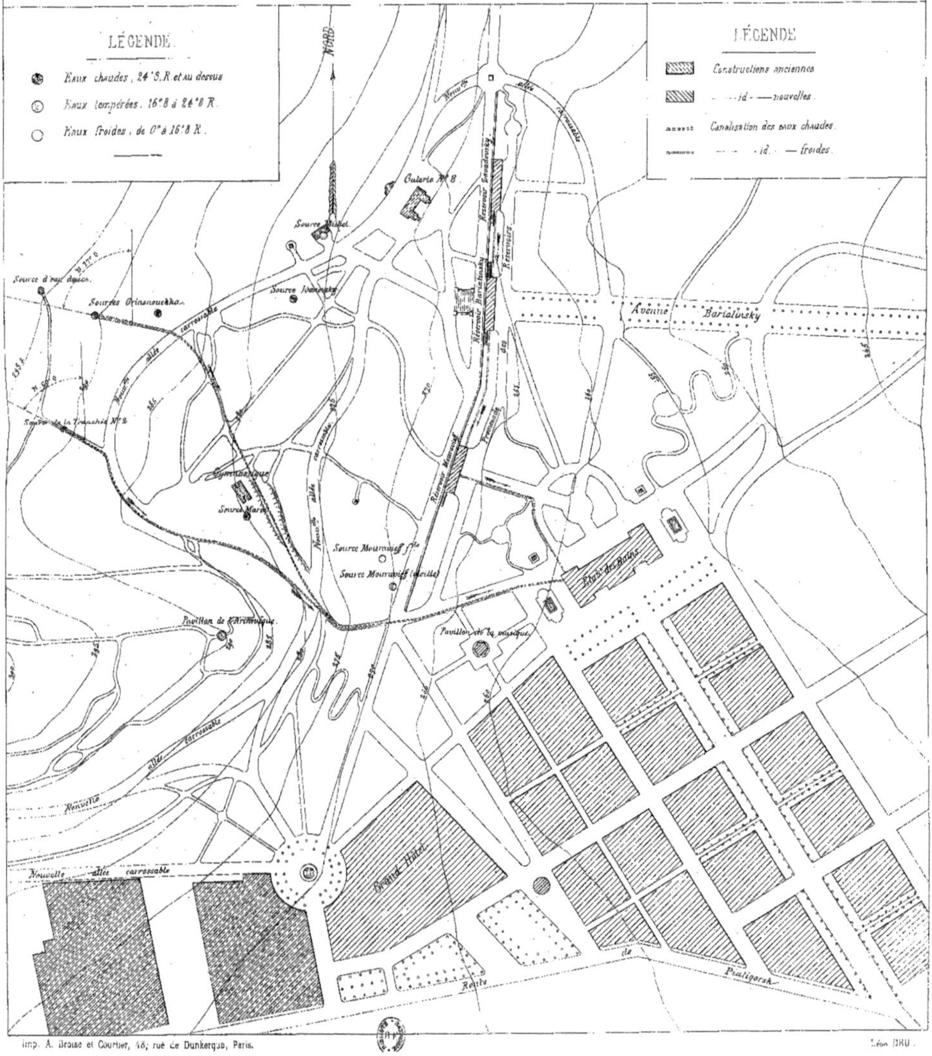

Imp. A. Broise et Courtier, 48, rue de Dunkerque, Paris.

Léon BRU.

GÉLEZNOVODSK. SOUS-GROUPE DE L'OUEST.

Projet de captage et d'aménagement de
la source Emmanuel.

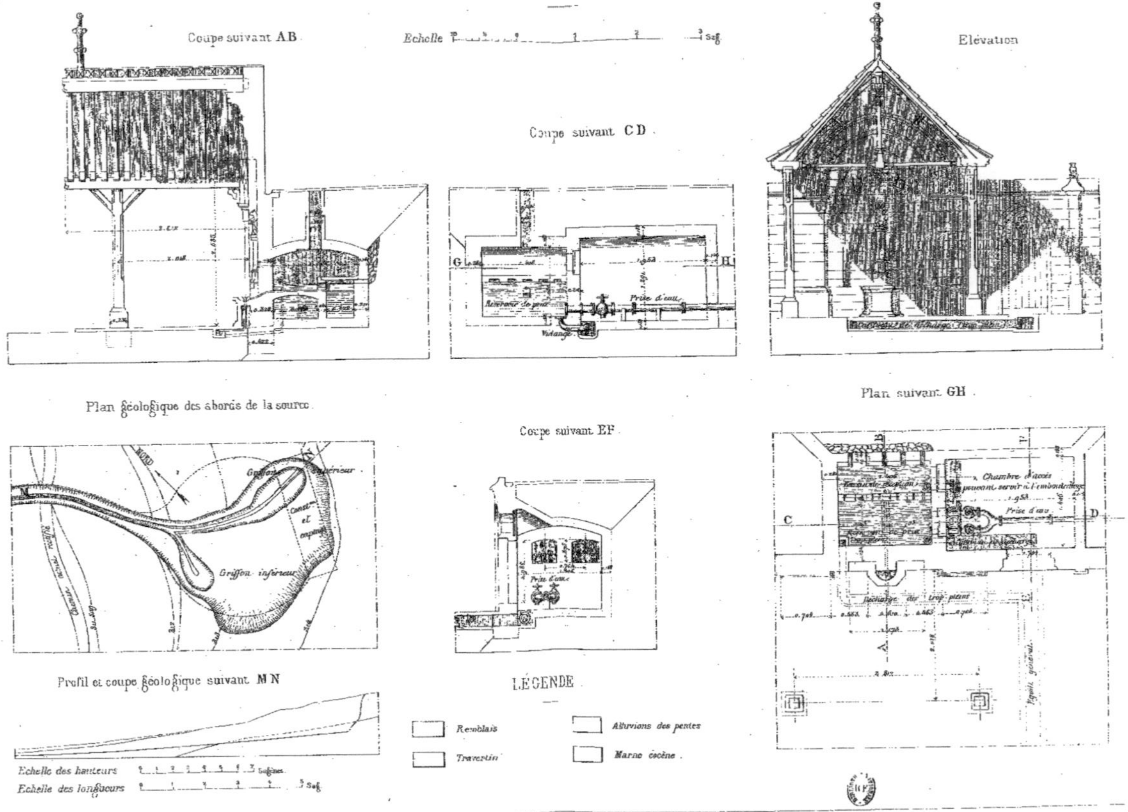

Coupe suivant AB.

Echelle 0 1 2 3 Sag

Élévation

Coupe suivant CD.

Plan géologique des abords de la source.

Coupe suivant EF.

Plan suivant GH.

Griffon supérieur

Griffon inférieur

Chemin actuel rectifié

Chambre d'accès pouvant servir à l'embouteillage

Prise d'eau

Vidange

Décharge du trop plein

Egout général

Profil et coupe géologique suivant MN.

Echelle des hauteurs 0 1 2 3 4 5 6 7 Sagènes.

Echelle des longueurs 0 1 2 3 4 5 Sag.

LÉGENDE.

Remblais

Travertin

Alluvions des pentes

Marne éocène.

Imp. A. Bresse & Gerutier, 43, rue de Dunkerque. Paris

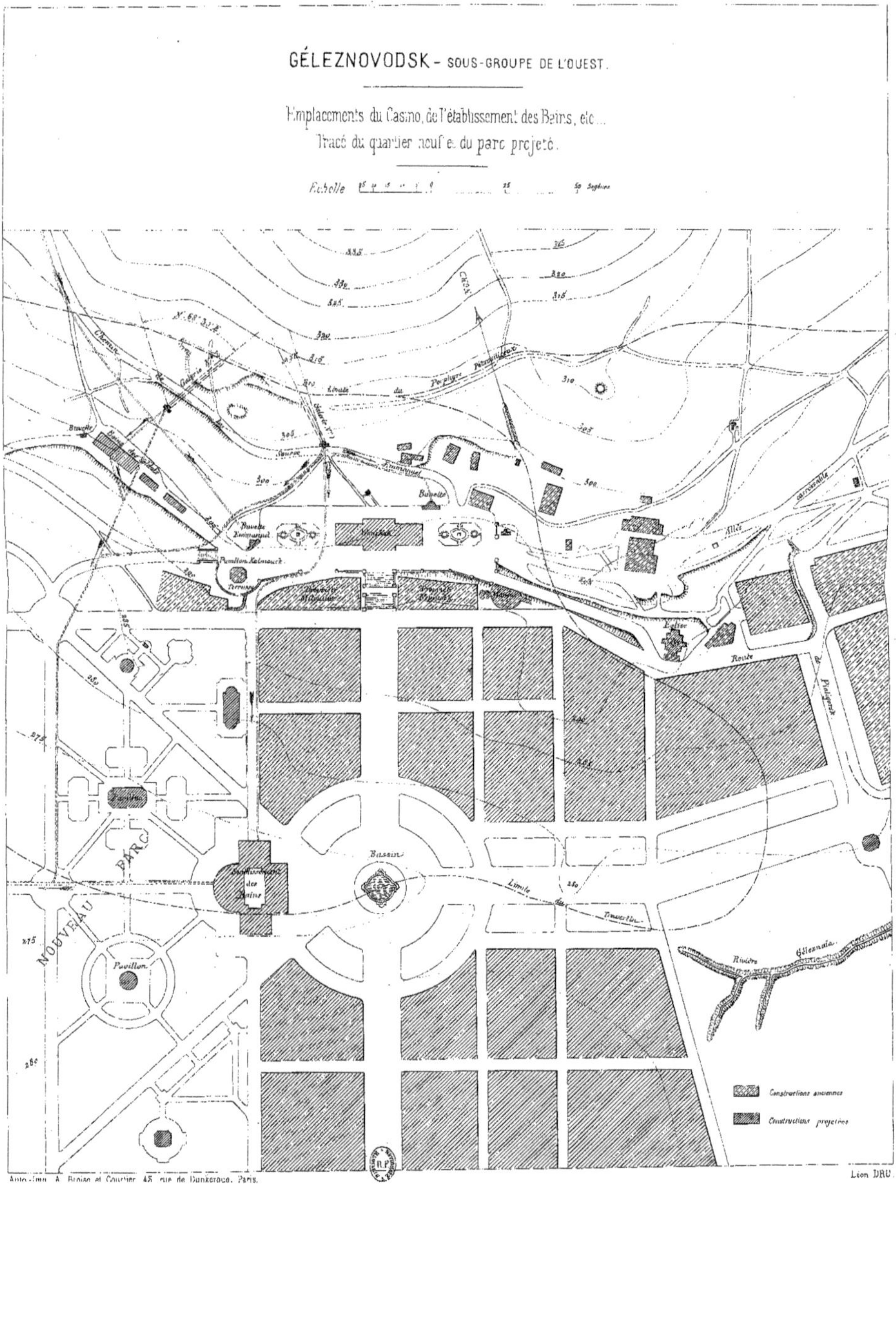

GÉLEZNOVODSK - SOUS-GROUPE DE L'OUEST.

Emplacements du Casino, de l'établissement des Bains, etc...
Tracé du quartier neuf et du parc projeté.

Echelle 25 0 25 50 Sagènes

Buvette
Pavillon Kalmouck
Terrasse
Établissement des Bains
Bassin
Pavillon
Pavillon
NOUVEAU PARC
Église
Route
Allée
Rivière Géleznaïa

Constructions anciennes
Constructions projetées

Auto-Imp. A. Broise et Courtier, 43, rue de Dunkerque, Paris.

Léon DRU

ESSENTOUKY.

Coupe géologique N° 20, N. 50° O. du mont Swistoun à la riv. Podkoumok, passant par le ravin des Gouttes et la source N° 18.

Echelle des hauteurs. 0 10 20 30 40 50 60 70 80 90 100 sagènes

Echelle des longueurs 0 100 200 300 400 500 600 700 800 sagènes.

Mont Swistoun.
+383.79
Vallée de la Kirkili.
Marne blanche
Marne bleue
Ravin des Gouttes
+336.00
S. N. 2. S. N. 4.
+331.59. +347.47.
S. N. 1
+327.36.
S. N. 7
+333.86.
S. N. 8
+328.83.
Montagne Alcaline
+301.77.
Source N. 18.
+285.00
S. N. 9.
+298.12
Riv. Podkoumok
+275.00.

LÉGENDE.

- Alluvions supérieures.
- Alluvions du Podkoumok.
- Limons.
- Conglomérat et graviers.
- Marne éocène.
- Craie Supérieure. (Sénonien).

Coupe géologique N° 21 N. 60° O., passant par le contact des groupes secondaire et tertiaire, en amont de la Stanitza.

+333 sag
+321 sag
8°
7°
6°.5
6°
Marne jaune
Marne bleue
6°.5, N. O.
Cours de la rivière Podkoumok.
1
2

Echelle des hauteurs 0 10 20 30 40 50 60 70 80 90 100 200 sagènes.

Echelle des longueurs 0 100 200 300 400 sagènes.

Léon DRU.

A. Broise et Courtier, 43, rue de Dunkerque, Paris.

ESSENTOUKY.

Plan des sondages exécutés pour délimiter le périmètre des Eaux minérales.
Indication des galeries projetées pour le captage et l'emmagasinage des Eaux alcalines.

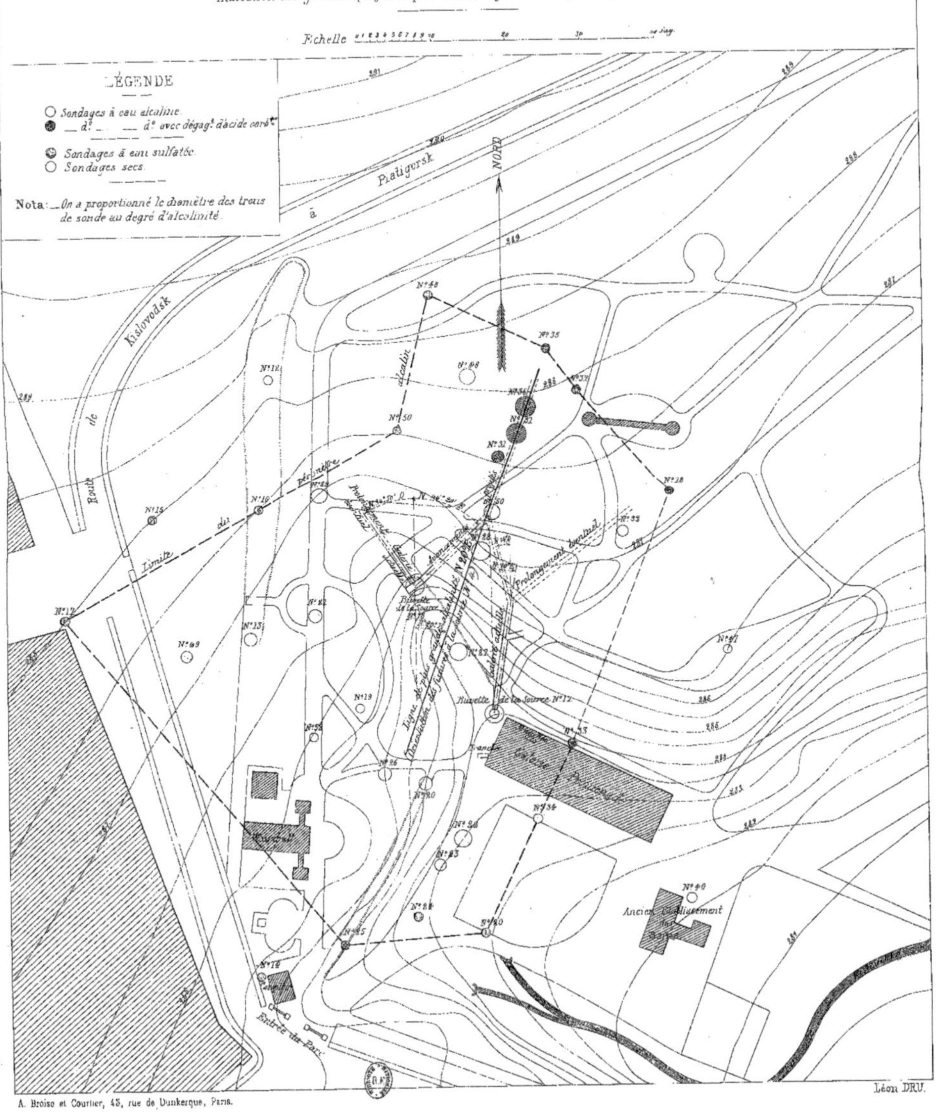

A. Broise et Courtier, 43, rue de Dunkerque, Paris.

Léon DRU.

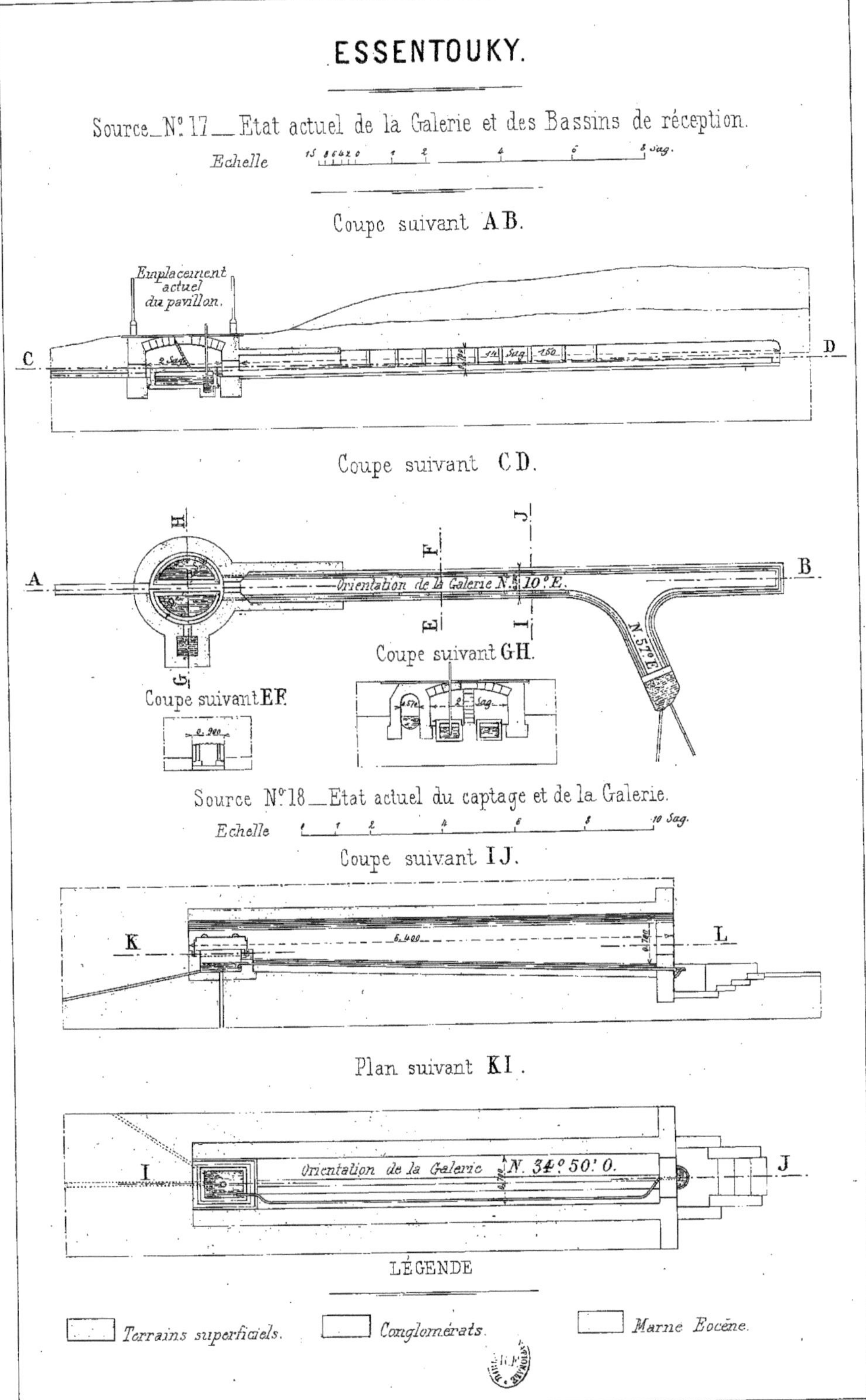

A. Broise et Courtier, 43, rue de Dunkerque, Paris. Léon DRU.

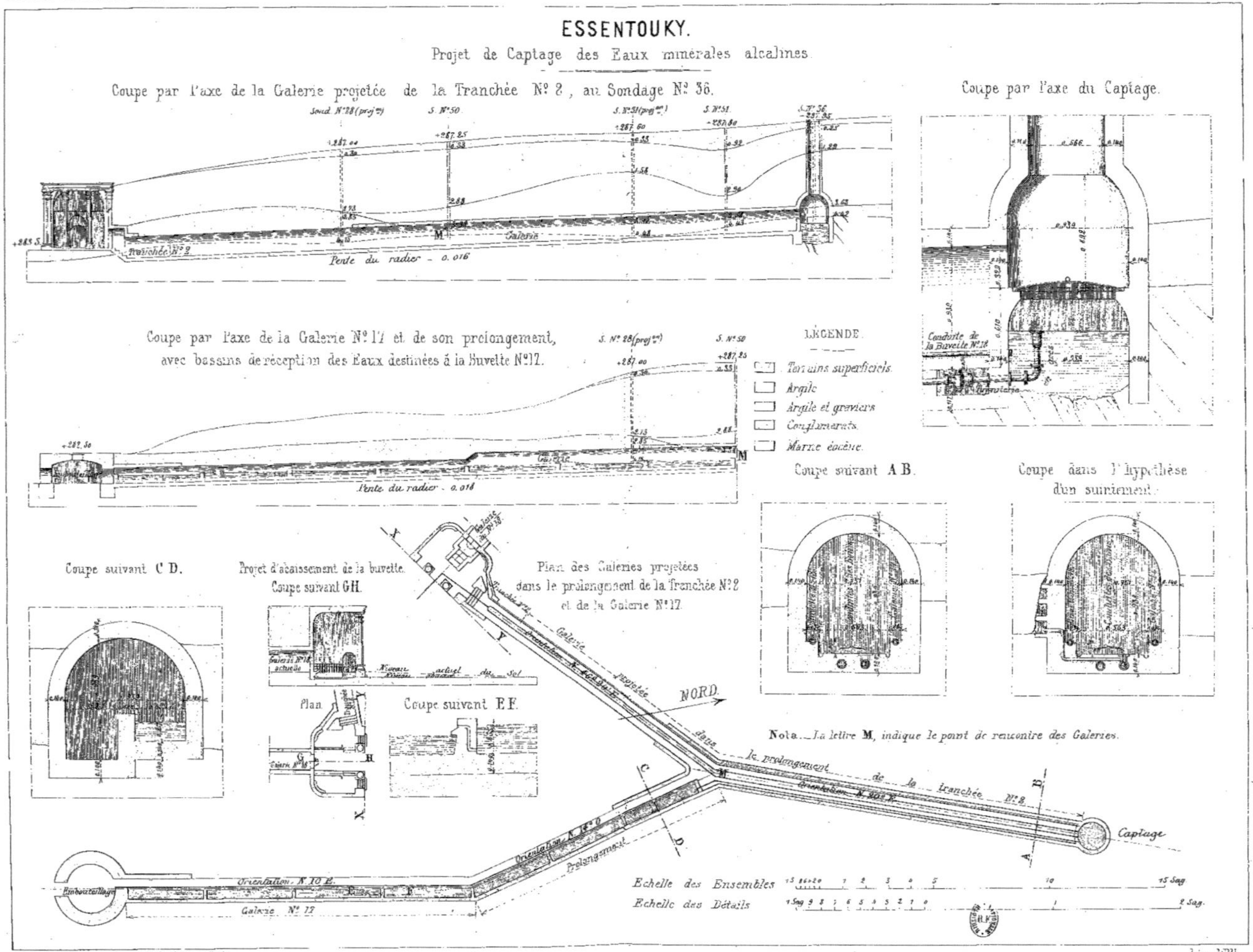

ESSENTOUKY.

Projet de Captage des Eaux minérales alcalines.

Coupe par l'axe de la Galerie projetée de la Tranchée N° 2, au Sondage N° 36.

Tranchée N° 2 — Galerie — Pente du radier _ 0.016

Coupe par l'axe du Captage.

Coupe par l'axe de la Galerie N° 17 et de son prolongement, avec bassins de réception des Eaux destinées à la Buvette N° 17.

Galerie — Pente du radier _ 0.016

LÉGENDE.

- Terrains superficiels.
- Argile.
- Argile et graviers.
- Conglomérats.
- Marne éocène.

Coupe suivant A B.

Coupe dans l'hypothèse d'un suintement.

Coupe suivant C D.

Projet d'abaissement de la buvette. Coupe suivant G H.

Plan.

Coupe suivant E F.

Plan des Galeries projetées dans le prolongement de la Tranchée N° 2 et de la Galerie N° 17.

NORD.

Nota. _ La lettre **M**, indique le point de rencontre des Galeries.

Galerie projetée dans le prolongement de la tranchée N° 2

Captage

Embouteillage — Galerie N° 17 — Prolongement

Echelle des Ensembles

Echelle des Détails

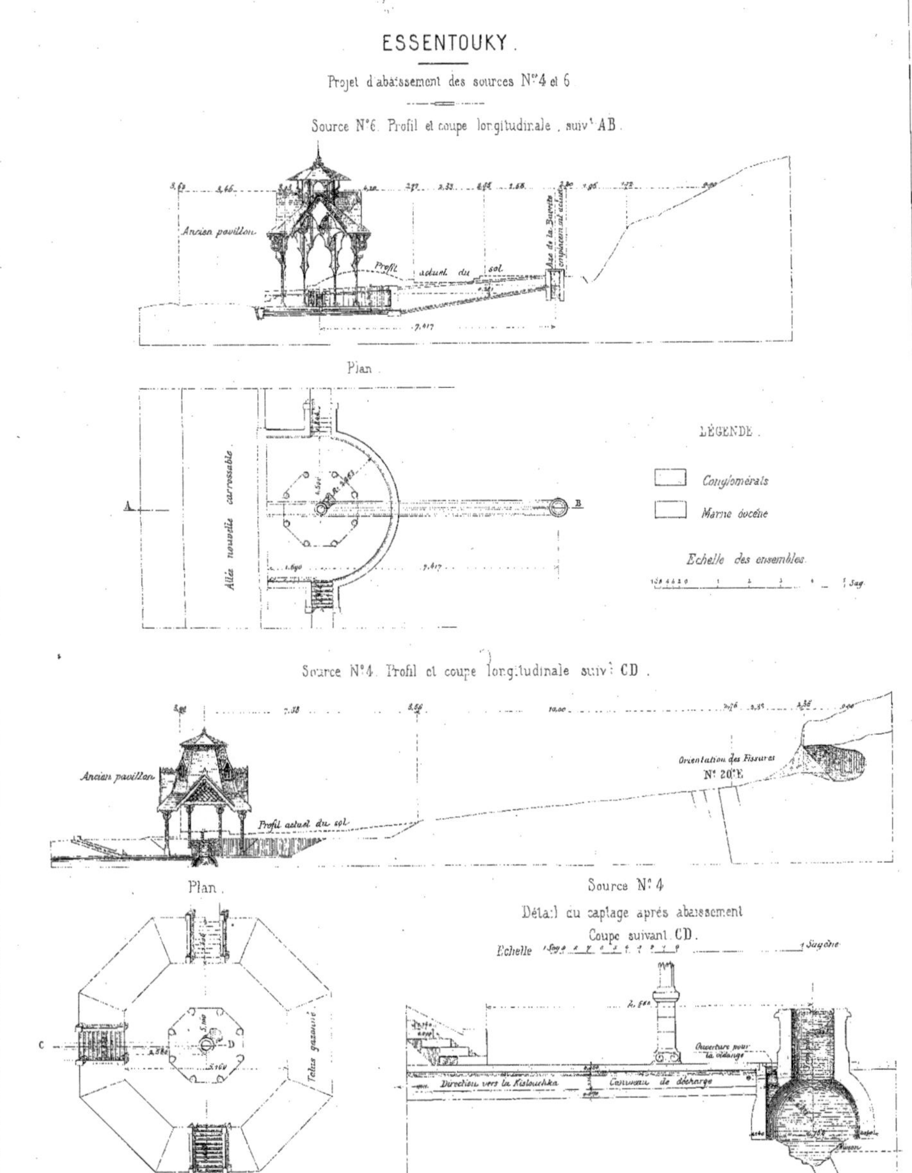

Imp. A. Broise et Courtier, 43, rue de Dunkerque, Paris.

Léon DRU.

ESSENTOUKY.

Eaux minérales sulfureuses froides

Echelle 0 1 2 3 4 5 6 7 8 9 1 Sag.

Coupe du sondage de recherche N° 53.

Cote du Sol + 279 Sag.

Terrains superficiels

Eaux minérales à 0,178

Eaux à 0,291

+278,648

0,469

0,352

11,5 R.

2,784

Eaux à 0,957

1,046

Marne éocène remaniée (Imperméable)

+277,178 Eau minérale sulfureuse 1,812

+277,141 Graviers Graviers 1,859

Marne éocène remaniée

2,090

+276,878 2,112

+276,869 Graviers Graviers

2,334

Marne éocène.

Projet de Captage.

Cote du Sol + 279 Sag.

Terrains superficiels

0,281

0,352

+278,648

0,478

Marne éocène remaniée (Imperméable)

Boîte à clapet

+277,178 A B 1,812

+277,141 Graviers Graviers 1,859

1,906

1,953

Marne éocène remaniée

2,048

Plan suivant AB.

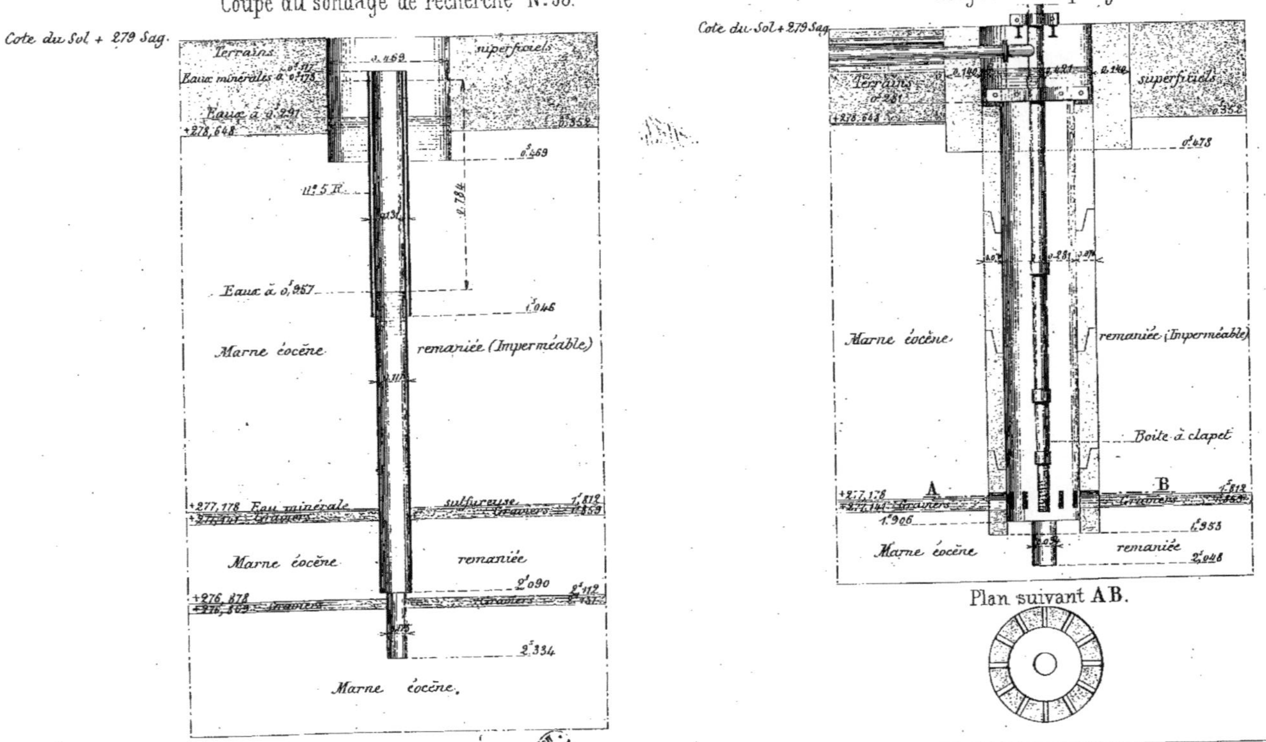

Léon DRU.

A. Broise et Courtier, 43, rue de Dunkerque, Paris.

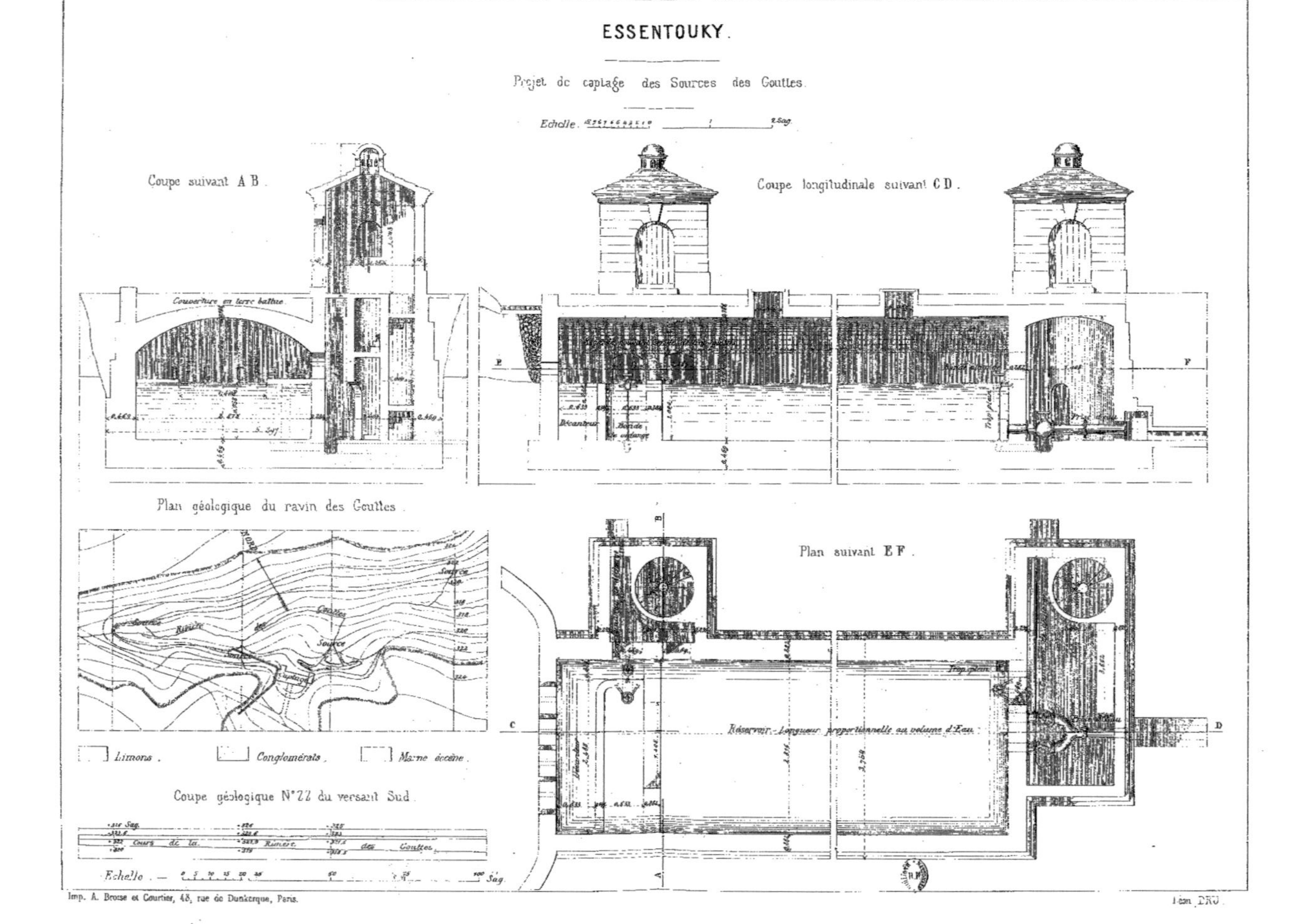

Imp. A. Brosse et Courtier, 48, rue de Dunkerque, Paris.

Léon DRU.

ESSENTOUKY

Projet de dérivation de la Source des Gouttes
et projet de drainage du Vallon de la Kislouchka.

Echelle de un pouce pour 400 Sagènes

Les altitudes sont indiquées en sagènes.

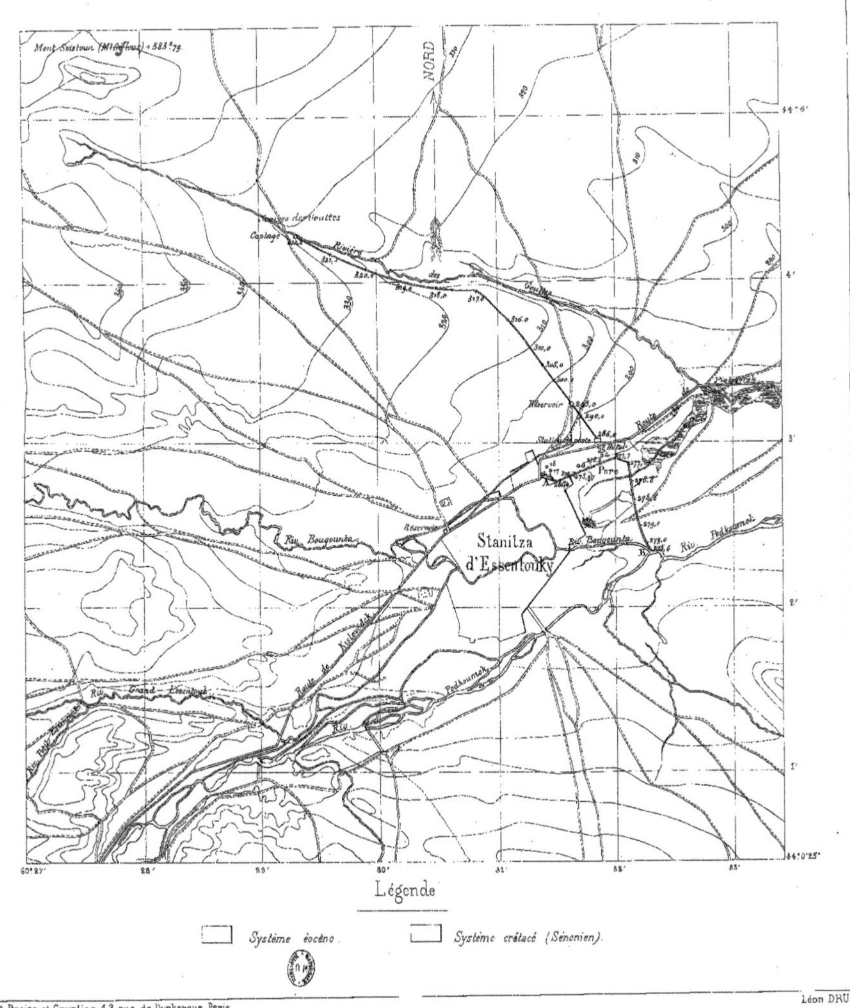

Légende

Système éocène. *Système crétacé (Sénonien).*

Imp. A. Broise et Courtier, 43, rue de Dunkerque, Paris

Léon DRU

ESSENTOUKY.

Projet de dérivation de la Source des Gouttes.

Profil en long de la Source à la station de poste

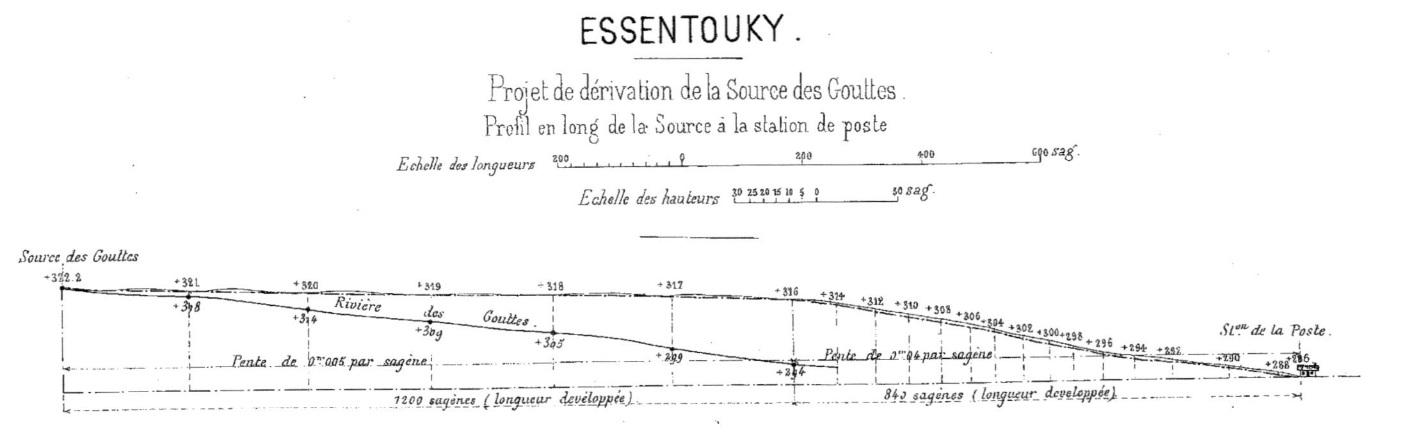

Projet de drainage du Vallon de la Kislouchka

Profil en long suivant AB de la porte du parc à la rivière Bougounta

+281.3 +281.1 +280.4 +279.7 +278.97 +278.56 +278.3 +277.7 +277.6 +278.8 +278.6 +279.0 +279.0

+277.24 +276.84 +276.54 +276.94 +275.6

Rivière Kislouchka

Pente de 0.004 par sagène

rivière Bougounta.

447 sagènes (longueur développée).

490 sagènes (longueur développée).

Echelle des longueurs ..... 50 40 30 20 10 0 50 100 150 200 sag.

Echelle des hauteurs ...... 0 1 2 3 4 5 6 7 8 9 10 sag.

Les altitudes sont indiquées en sagènes au dessus du niveau de la Mer Noire.

Autog. Imp. [illegible] 43, rue de Dunkerque Paris

Léon DRU.

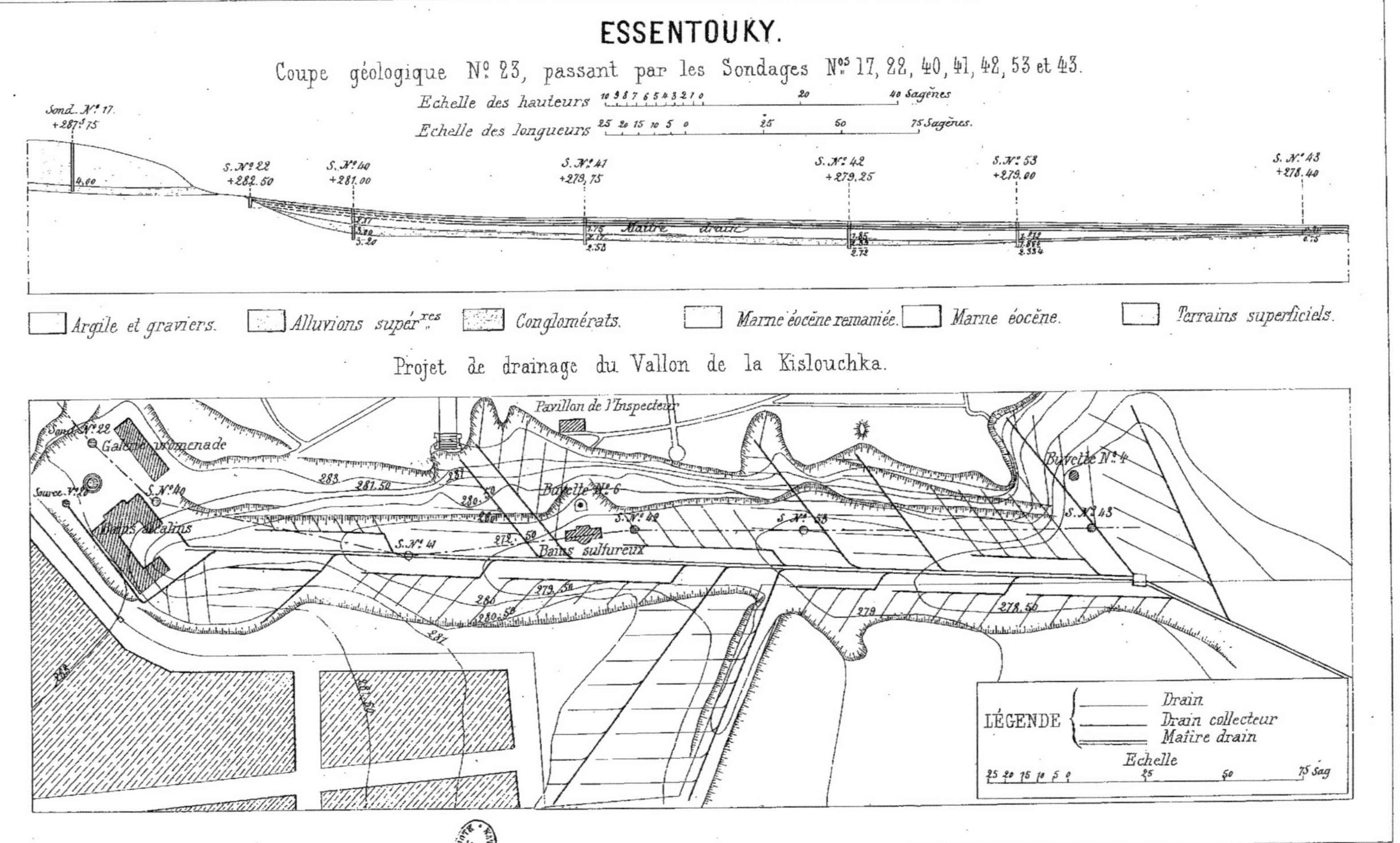

A. Broise et Courtier, 43, rue de Dunkerque, Paris.

Léon DRU

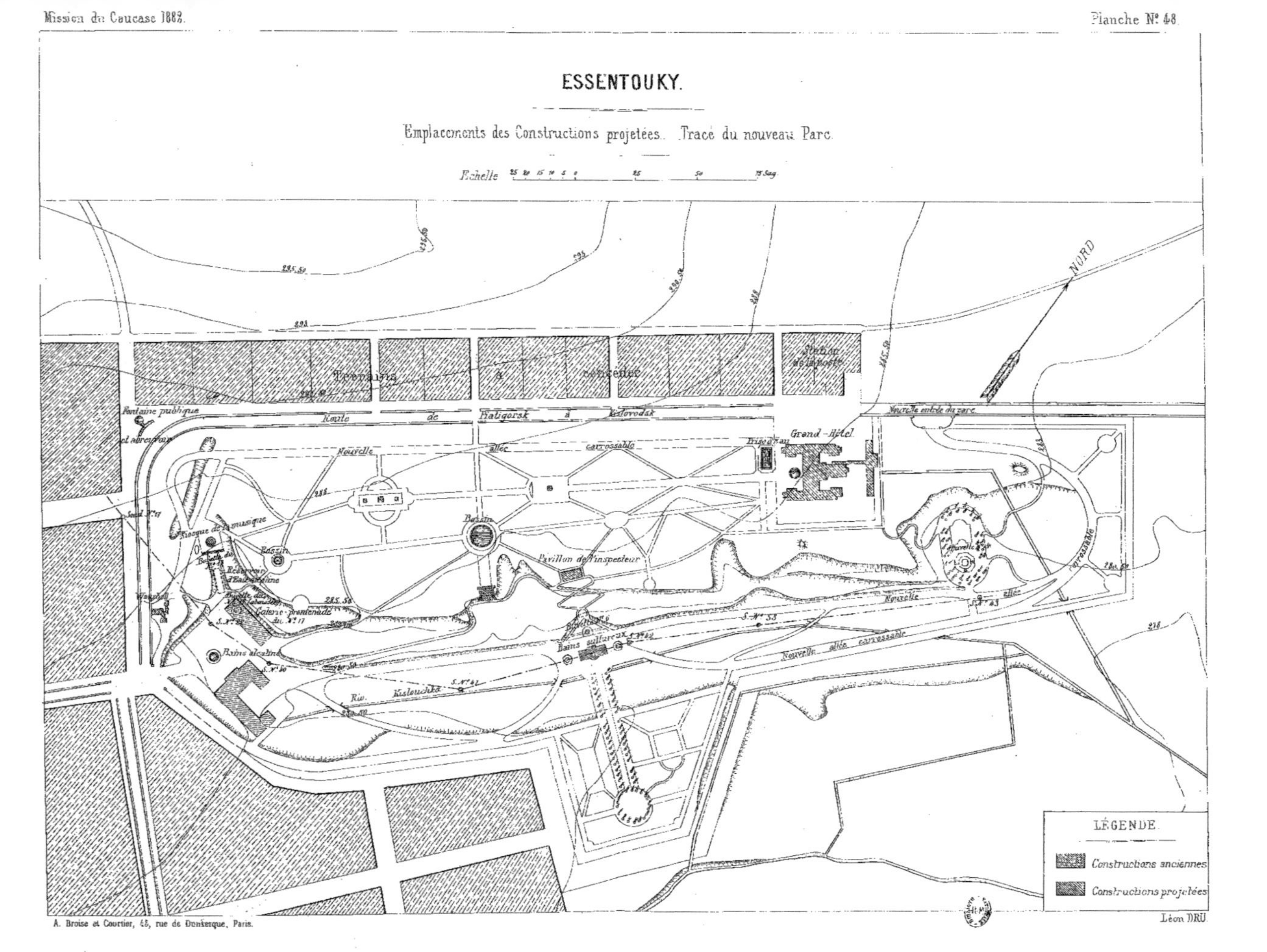

A. Broise et Courtier, 43, rue de Dunkerque, Paris.
Léon DRU

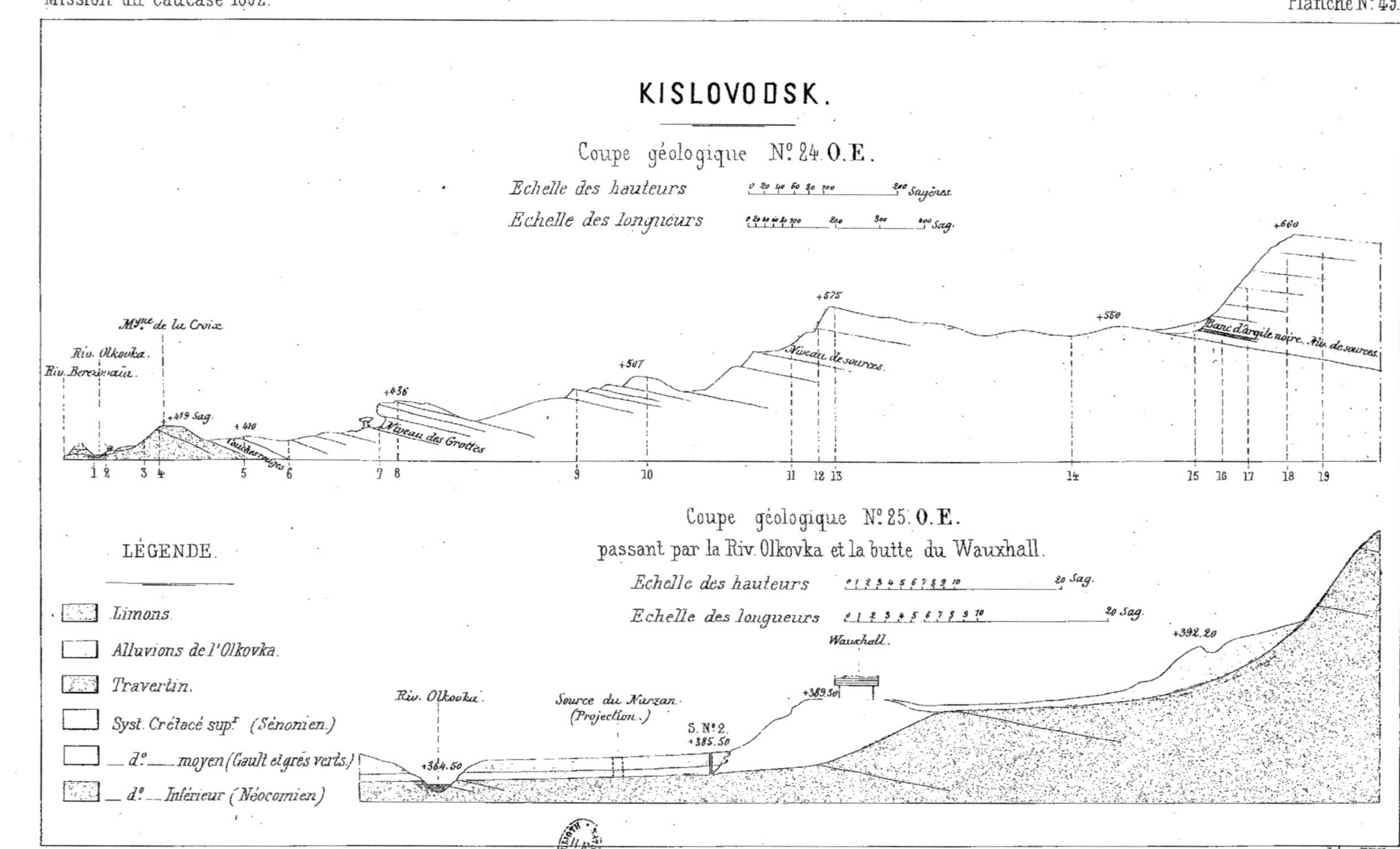

A. Broise et Courtier, 43, rue de Dunkerque, Paris.
Léon DRU.

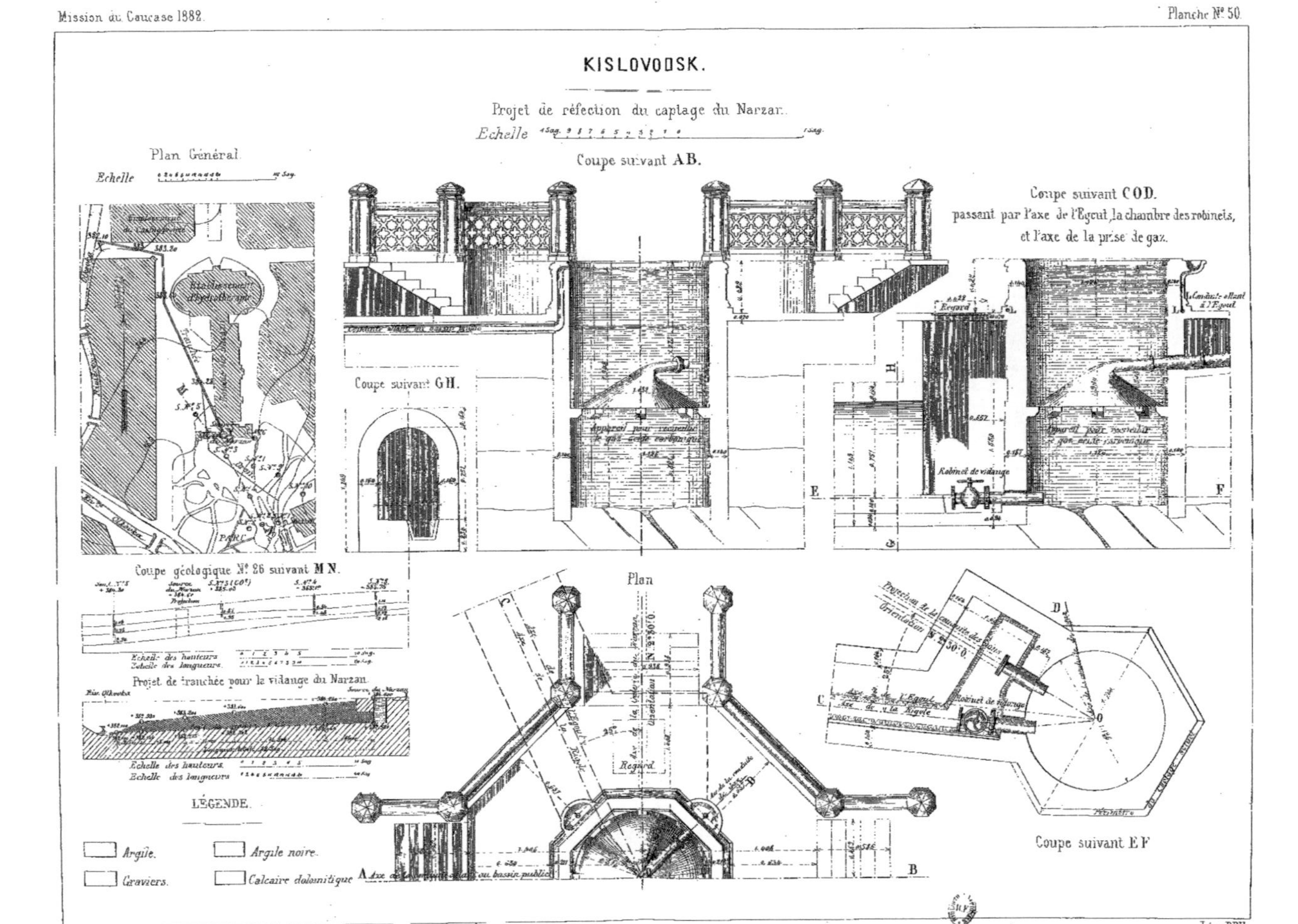

A. Broise et Courtier, 43, rue de Dunkerque, Paris.

Léon DRU.

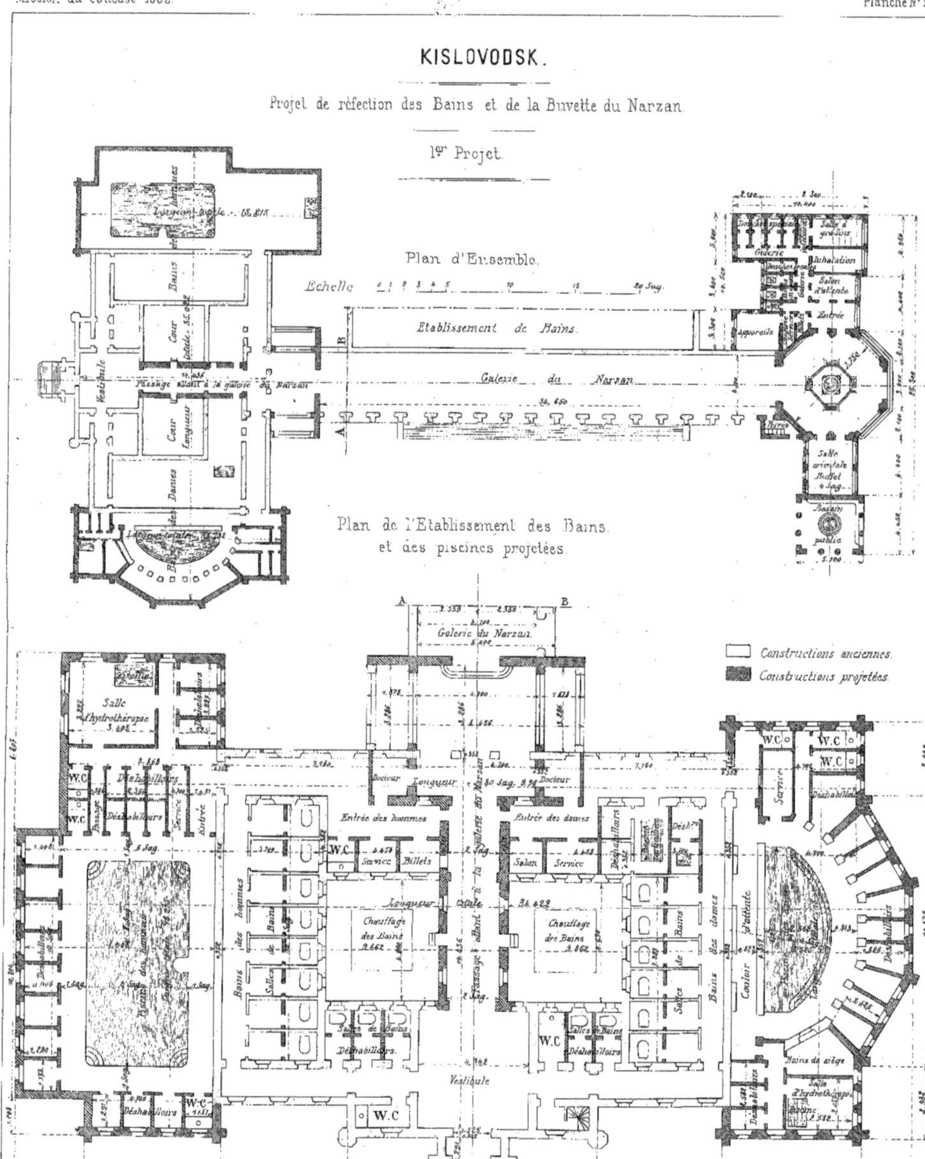

A. Broise et Courtier, 43, rue de Dunkerque, Paris.

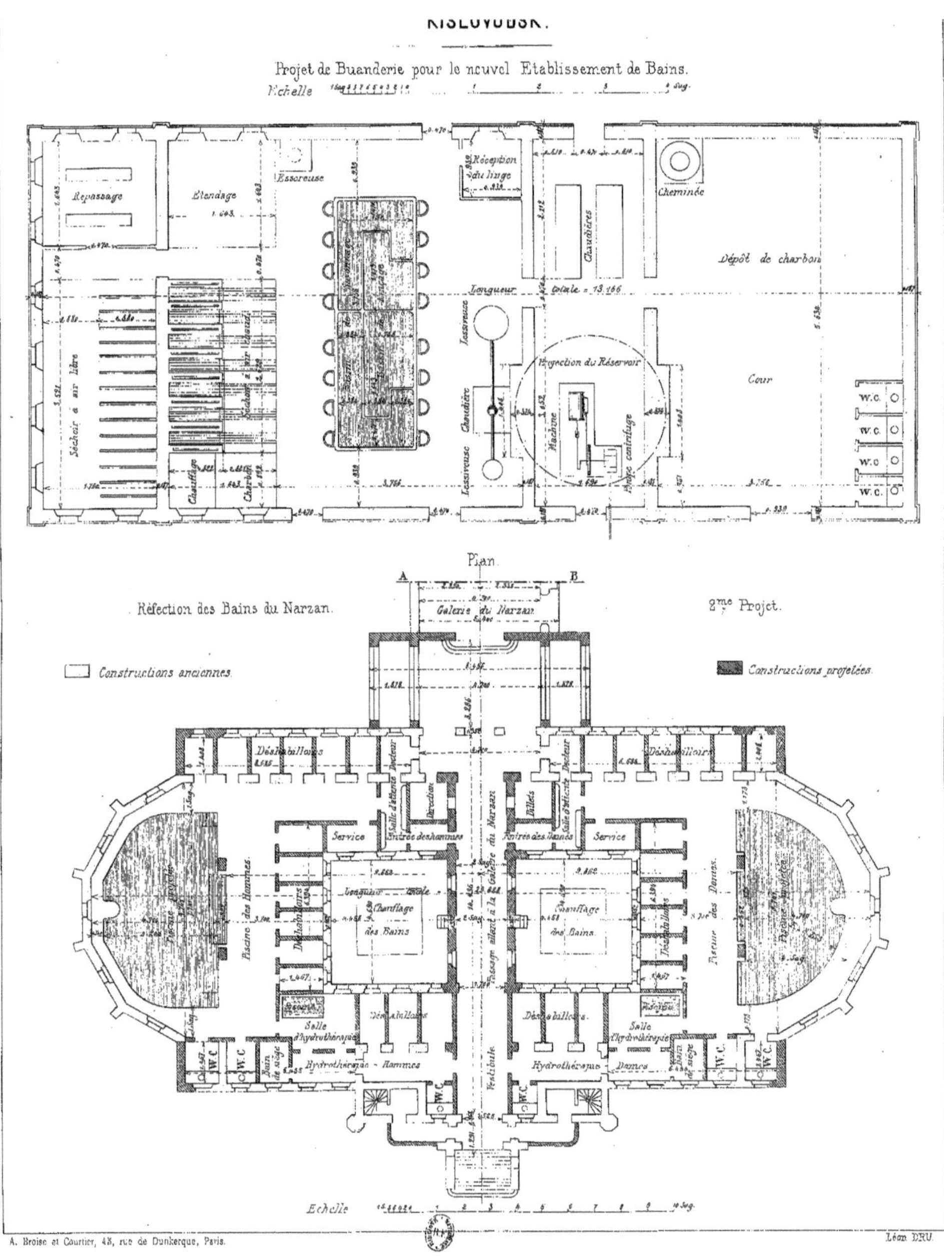
KISLOVODSK.
Projet de Buanderie pour le nouvel Etablissement de Bains.
Echelle
Repassage
Etendage
Essoreuse
Séchoir à air libre
Chauffage
Charbon
Réception du linge
Chaudières
Cheminée
Dépôt de charbon
Longueur totale = 13.186
Lessiveuse
Chaudière
Projection du Réservoir
Machine
Cour
W.C.
Plan.
Réfection des Bains du Narzan.
2me Projet.
Galerie du Narzan
Constructions anciennes.
Constructions projetées.
Déshabilloirs
Salle d'attente Docteur
Direction
Billets
Service
Entrée des hommes
Entrée des Dames
Piscine des Hommes
Piscine des Dames
Chauffage des Bains
Passage allant à la Galerie du Narzan
Salle d'hydrothérapie
Hydrothérapie - Hommes
Hydrothérapie - Dames
Bain de siège
Vestibule
Echelle
A. Broise et Courtier, 43, rue de Dunkerque, Paris.
Léon DRU

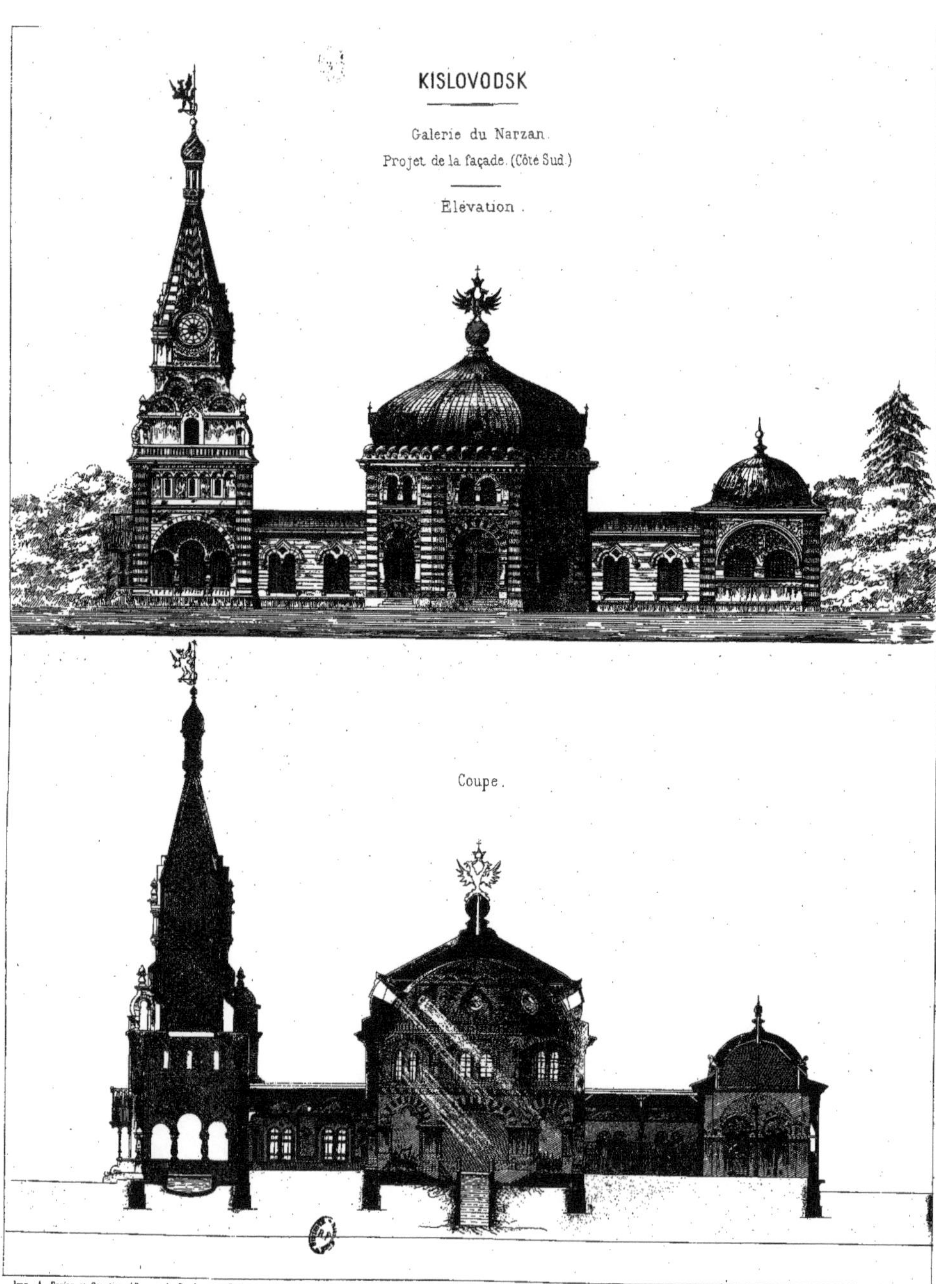

Imp. A. Broise et Courtier, 43, rue de Dunkerque, Paris.

Léon DRU

KISLOVODSK.

Plan général avec l'emplacement des Constructions nouvelles.
Tracé du Parc projeté sur la Butte de l'ancienne Citadelle.

Echelle 0 10 20 30 40 50 Sag.

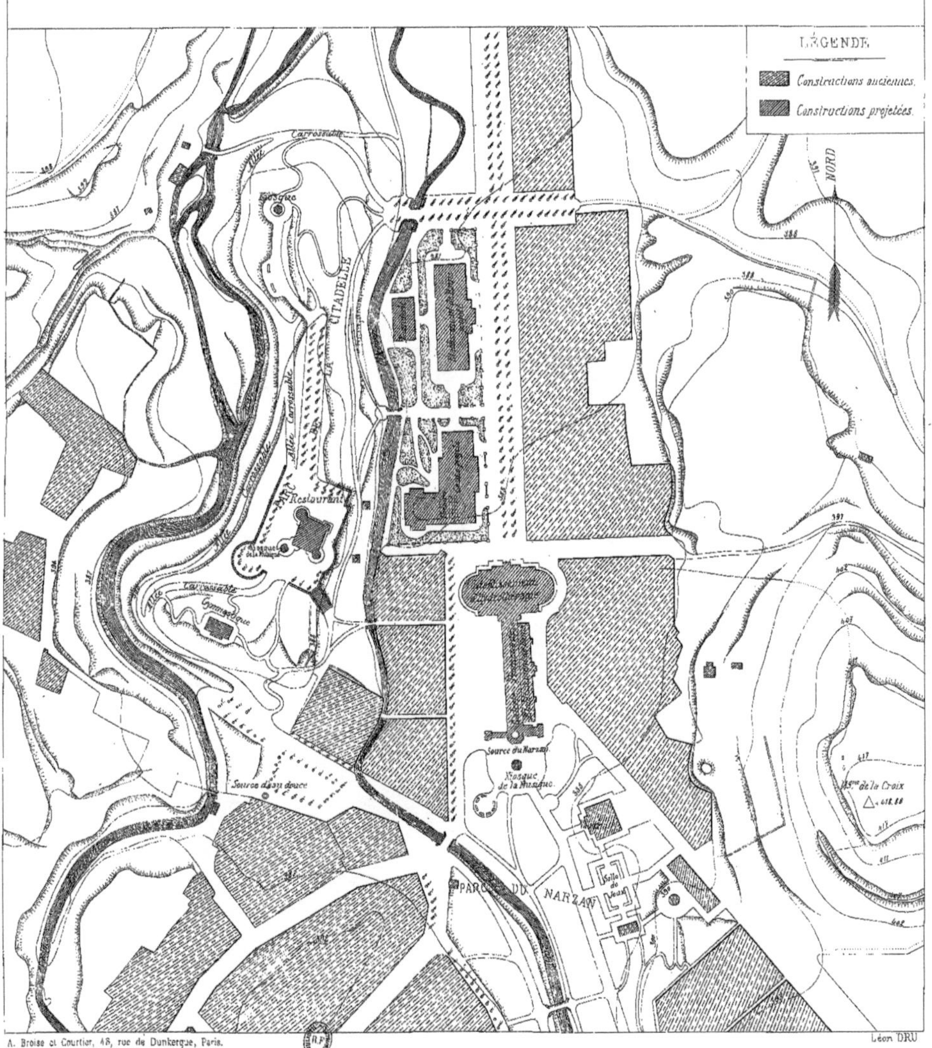

A. Broise et Courtier, 48, rue de Dunkerque, Paris.

Léon DRU

EAUX MINERALES DU CAUCASE.

RÉGION DU MONT BECHTAOU.

Tracés des périmètres de protection.

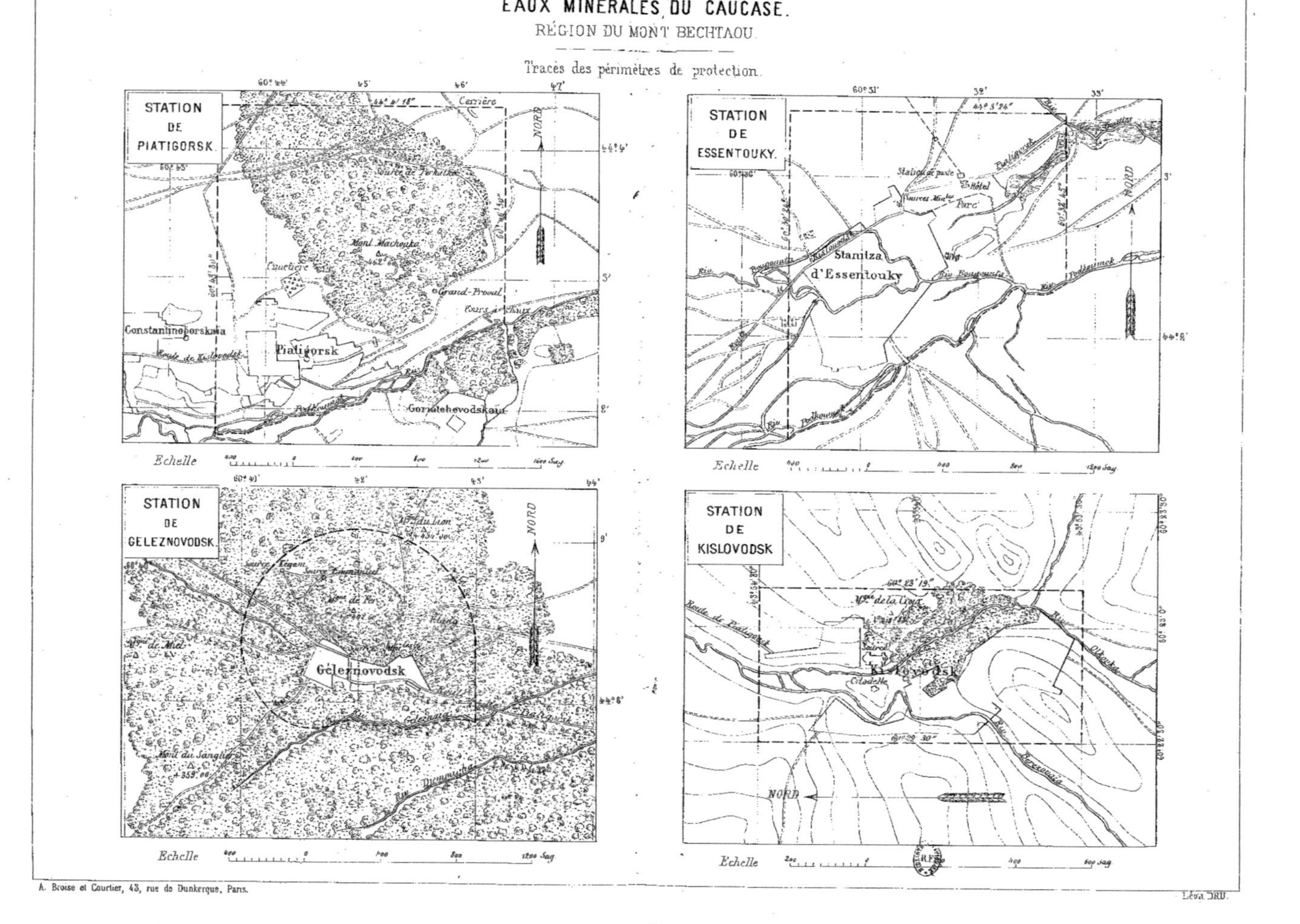

A. Broise et Courtier, 43, rue de Dunkerque, Paris.

Léon DRU.

www.ingramcontent.com/pod-product-compliance
Ingram Content Group UK Ltd.
Pitfield, Milton Keynes, MK11 3LW, UK
UKHW020207250726
13967UKWH00003B/1320